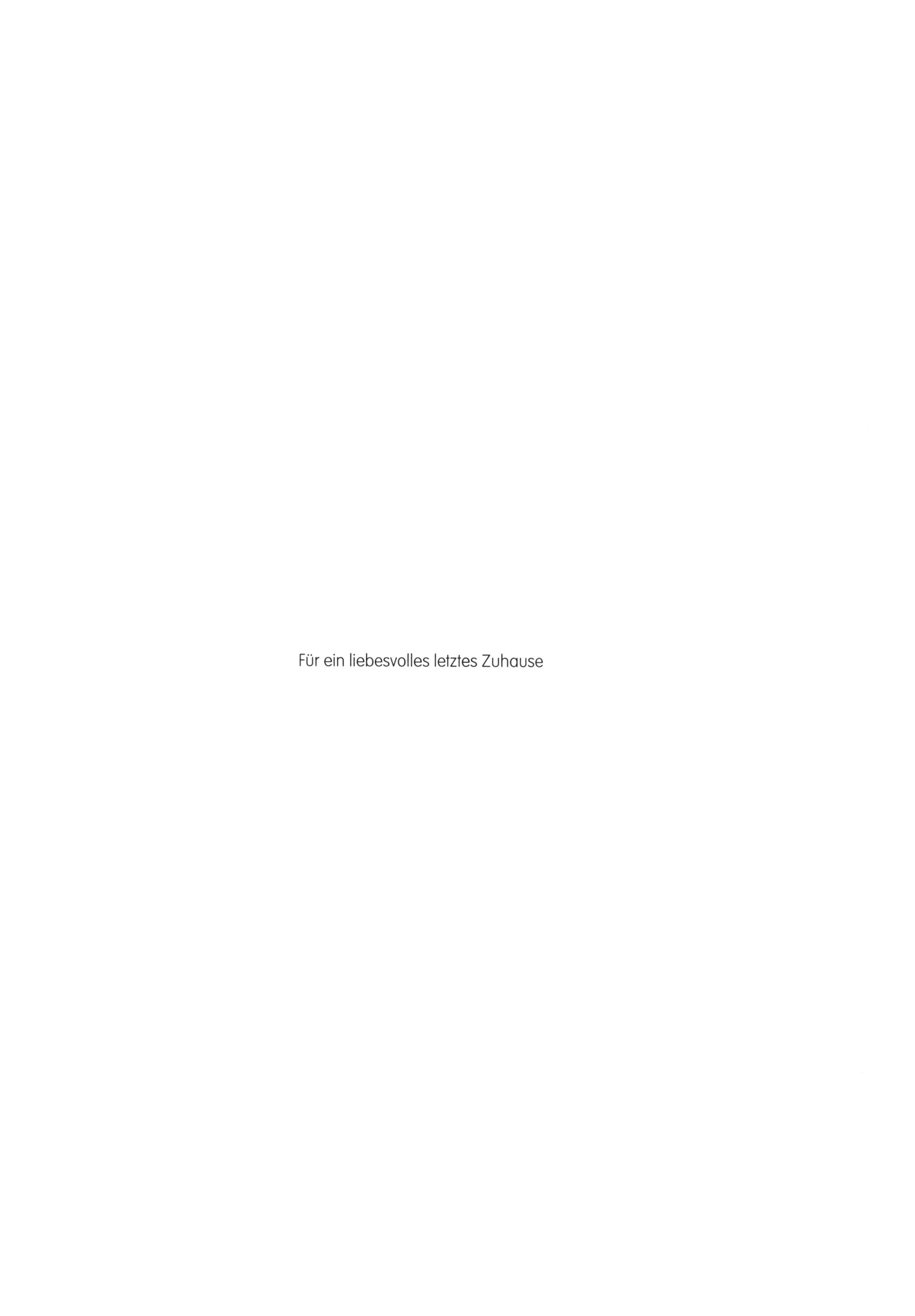

Für ein liebesvolles letztes Zuhause

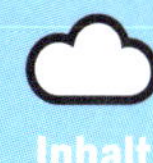

Inhalt

WÜRDEN WIR EINE PERSON MIT DIESEN EIGENSCHAFTEN MENSCHEN MIT DEMENZ BEGLEITEN LASSEN?

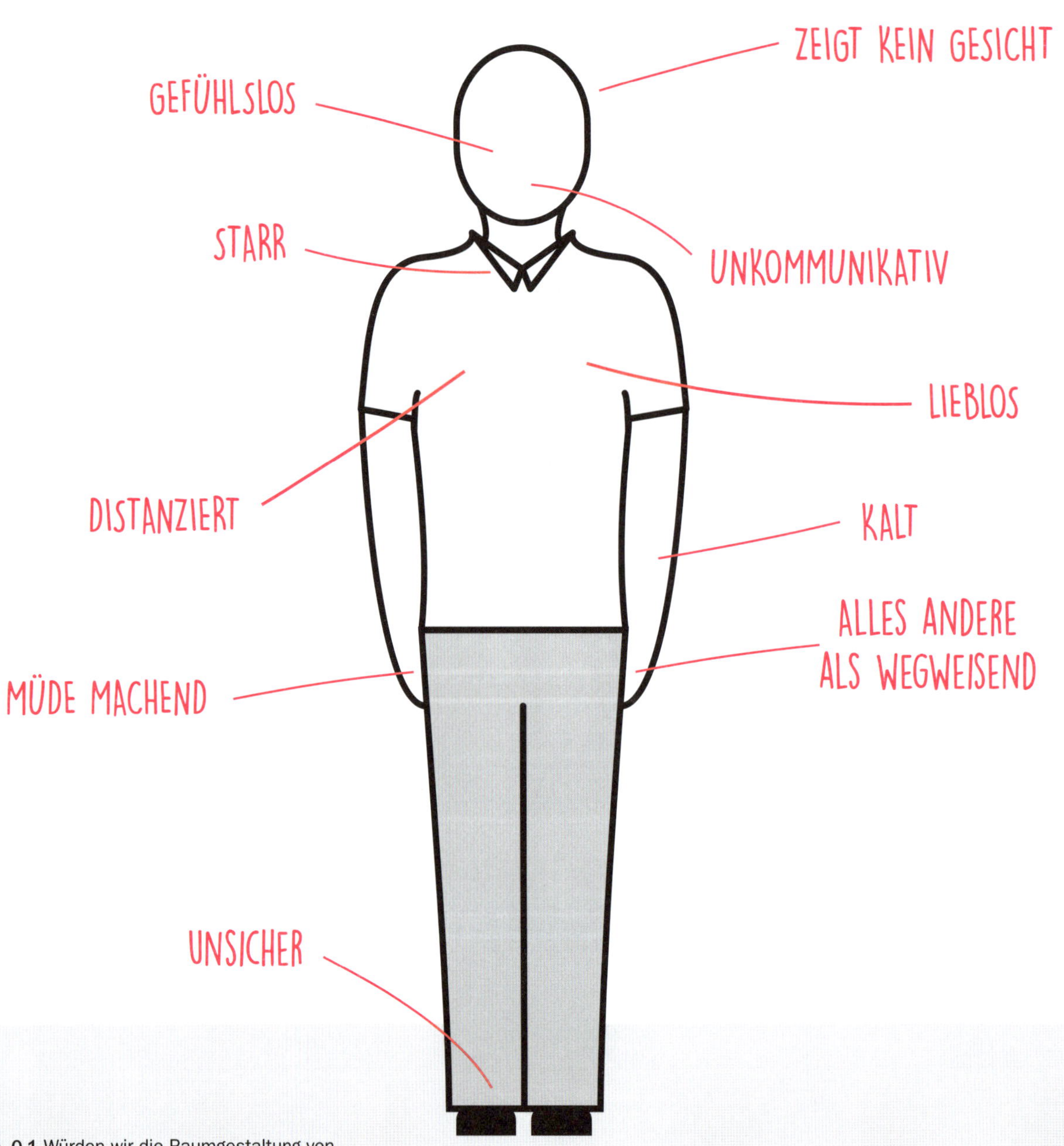

Abb. 0.1 Würden wir die Raumgestaltung von Pflegeeinrichtungen und Krankenhäusern als Person darstellen, würde »Horst« so auf andere wirken.

Hier kommt Horst

Der Lebensraum von Menschen mit Demenz spielt eine zentrale Rolle für ihr körperliches, geistiges und seelisches Wohlbefinden.

Das Personal, das Menschen mit Demenz pflegt und begleitet, bringt eine Vielzahl positiver Eigenschaften und Fähigkeiten mit. Es ist kommunikativ und herzlich. Es kann sich in Menschen mit Demenz einfühlen und ist für sie da, wenn sie Hilfe brauchen. Wenn wir jedoch überlegen mit welcher Person Menschen mit Demenz die meiste Zeit verbringen, ist es nicht das Personal. Die Antwort ist eindeutig: Es ist Horst.

Horst ist der personifizierte Lebensraum von Menschen mit Demenz. Ich habe den Lebensraum als Person dargestellt, damit wir endlich erkennen, welche Bedeutung die Umgebung für Menschen mit Demenz hat. Ich habe ihm einen Namen gegeben, damit wir über ihn sprechen können.

Bisher haben wir in Horst wenig Energie und Herz gesteckt. Das hat Auswirkungen auf seine Austrahlung. Seine kühle und distanzierte Art überträgt sich auf seine Mitmenschen. Wegen seiner Unsicherheit und fehlenden Klarheit, finden sich Menschen mit Demenz in seiner Gegenwart nur schwer zurecht. Auch wenn seine Mitmenschen ihm Fragen nach dem Weg oder nach Beschäftigungsmöglichkeiten stellen, wechselt Horst kein einziges Wort mit ihnen.

Obwohl Horst müde und ausgebrannt erscheint, meldet er sich nie krank. Auch bei Personalmangel ist er zur Stelle. Wenn wir Horst ein Gesicht geben, kann er endlich anfangen, Gefühle zu zeigen und Antworten zu geben. Seine positive und herzliche Ausstrahlung wird sich auf seine Mitmenschen übertragen.

Wenn wir ihn weiter ausbilden, kann er Menschen mit Orientierungsschwierigkeiten Hilfe bieten. Wenn wir ihn schulen, kann er mit einfachen Mitteln seine Mitmenschen körperlich und geistig fördern. Wenn wir ihm ein Herz geben, kann er sie in ihren Bedürfnissen verstehen. Und wenn wir ihn pflegen, bleibt er gesund und kann zur Gesundheit und zum Wohlbefinden seiner Bewohner beitragen.

Die folgenden Regeln sind ein Orientierungswerk zur Ausbildung und Ausgestaltung von Horst, damit wir Menschen mit Demenz jederzeit in guten Händen wissen. Ich ergänze die acht Regeln jeweils mit acht Projektbeispielen aus meiner Arbeit als Designer und mit Anregungen für die räumliche und zwischenmenschliche Allltagsgestaltung.

ICH PRÄSENTIERE …

Die goldenen Designregeln für ein lebenswertes Altern mit Demenz

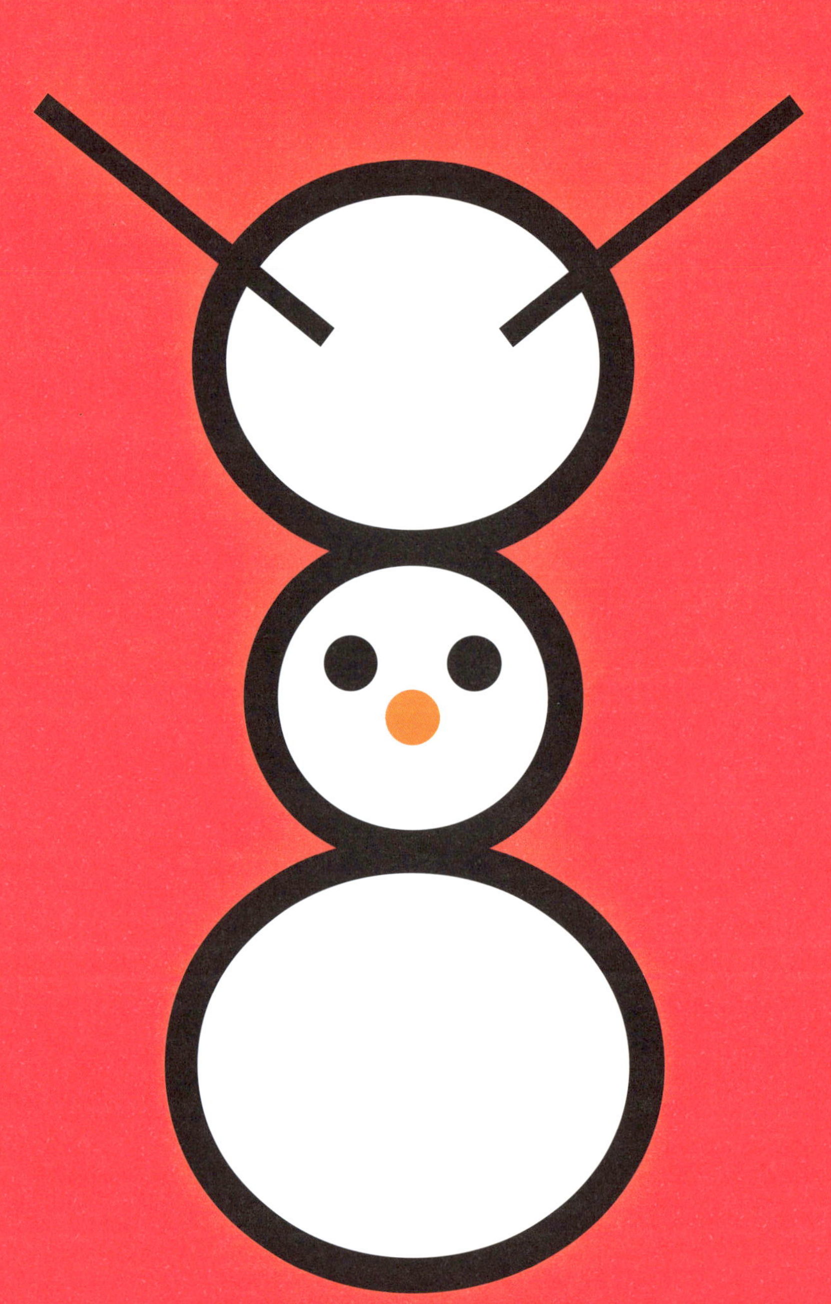

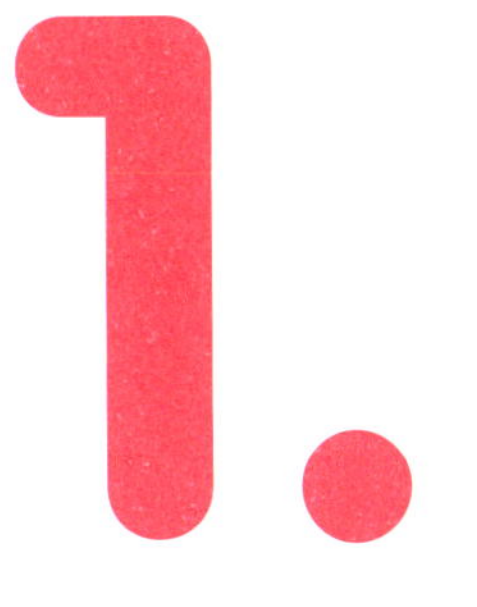

Partizipation fördern

Selbst in den Einschränkungen von Menschen mit Demenz verbirgt sich ein kreatives Potential, das zu ungewöhnlichen und spannenden Lösungen führen kann.

Menschen mit Demenz haben Stärken und Fähigkeiten, die sie in Projekte einbringen können. Eine Zusammenarbeit mit ihnen ist eine Bereicherung, weil sie uns auf persönlicher Ebene berühren und bei der Raumgestaltung mit ihrer direkten Art voranbringen. Wenn ihnen etwas nicht passt, machen sie einfach nicht mit. Ist der Funke übergesprungen, nehmen sie mit Begeisterung teil.

Sie reagieren ehrlich und intuitiv auf unsere Vorschläge. Sie scheuen sich nicht, neue Dinge auszuprobieren und teilen uns mal mit klaren Worten und viel öfter mit eindeutigen Taten mit, welche Ideen funktionieren und welche noch nicht. Sie sind immer bereit, von neuem auf unsere Arbeit zu reagieren, sodass wir durch diese Rückmeldungen solange an unseren Ideen feilen können, bis diese schließlich vollständig angenommen werden.

Auch das Personal hat Wünsche und Ideen, die die Entwicklung von Lebensräumen für Menschen mit Demenz oftmals voranbringen. In Workshops und in gemeinsamen Treffen können die Wünsche und Bedürfnisse von Menschen mit Demenz, den Angehörigen und dem Personal erörtert werden und in die Gestaltungskonzepte einfließen.

1. Partizipation fördern Projektbeispiel: Ausdrucksformen

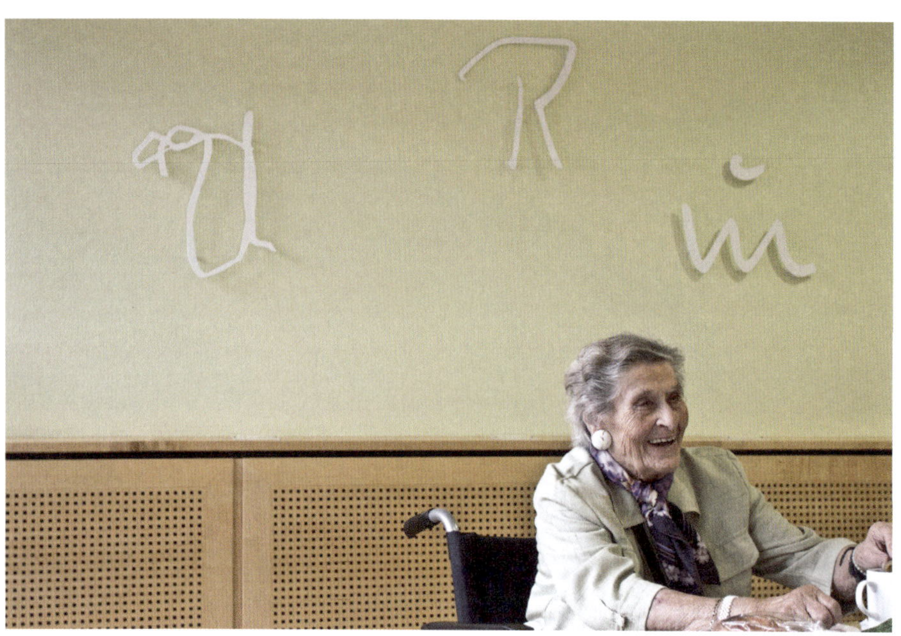

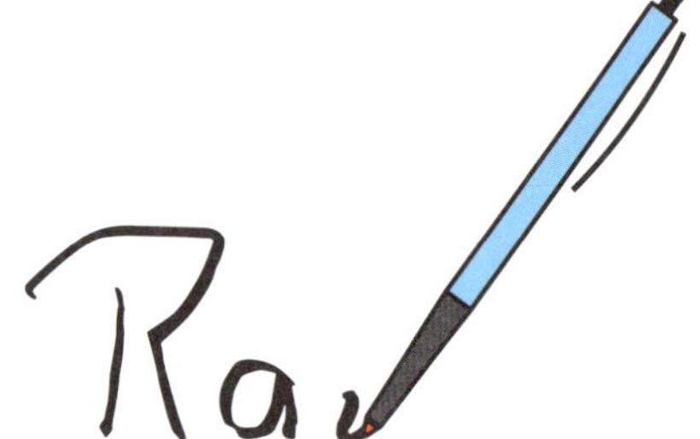

Abb. 1.1 Auch in fortgeschrittenen Stadien einer Demenz haben viele noch eine starke Verbindung zu ihrer Unterschrift.

Abb. 1.2 Die Ausdrucksformen spiegeln die Individualität der Bewohner wider.

Dieses Projekt war ein Wettbewerbsbeitrag zur Wandgestaltung einer Pflegeeinrichtung. Zu Beginn des Projektes legte ich fest, dass ich nicht für die Bewohner, sondern mit den Bewohnern arbeiten möchte. Ich hatte vor, mit ihnen zu malen und aus den Malereien Formen und Details als Gestaltungselemente für die Wände in der Pflegeeinrichtung zu gewinnen.

Ich erprobte die Konzeptidee zunächst mit Menschen mit Demenz, da ich erfahren wollte, wie sie auf meinen Ansatz reagieren würden. Bereits in der ersten Malstunde zeigte sich, dass viele Scheu hatten, die Bildfläche zu füllen. Einige hatten zuletzt in ihrer Schulzeit einen Pinsel benutzt. Die bereitgestellten Papiere blieben größtenteils unbenutzt. Fast beiläufig und in der Bereitschaft, das Projekt vorzeitig zu beenden, bat ich die Bewohner, ihre Werke zu signieren, obwohl die meisten Blätter leer geblieben waren.

Plötzlich nahm jeder einen Bleistift in die Hand und schrieb mit Stolz und Sorgfalt seinen Namen. Die Unterschriften ähnelten dabei kleinen Zeichnungen, so aufwendig und mühevoll wurde geschrieben. Eine Teilnehmerin schrieb unaufhörlich die Namen ihrer gesamten Familie auf.

Von dieser Sorgfalt inspiriert, habe ich statt den Malereien einzelne Schriftzeichen aus den Unterschriften freigestellt und vergrößert. Sie werden zu einer Form, die mehr transportiert als nur einen Buchstaben: den persönlichen Ausdruck und die Individualität des Menschen hinter der Form.

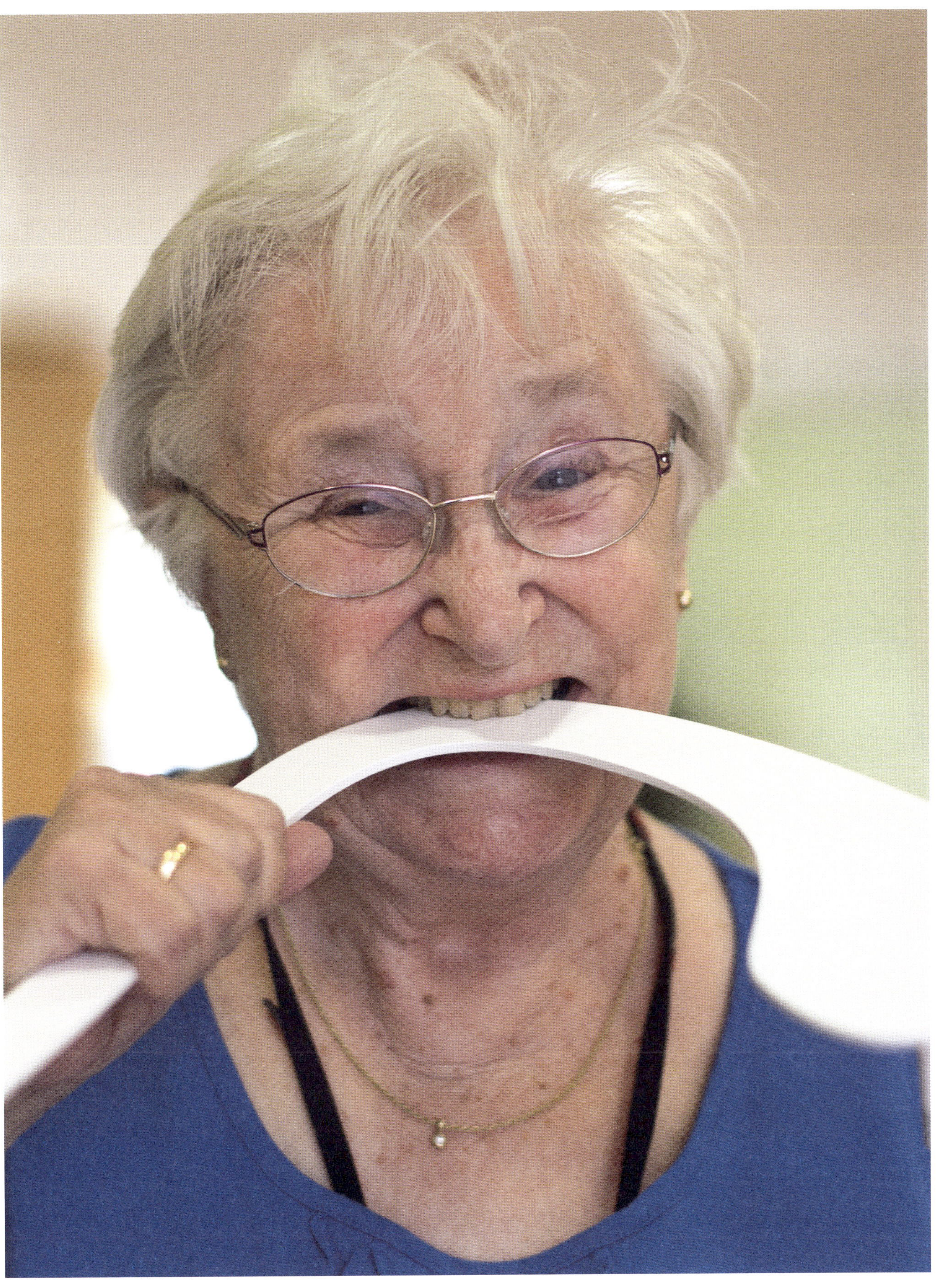

Usch Rauch

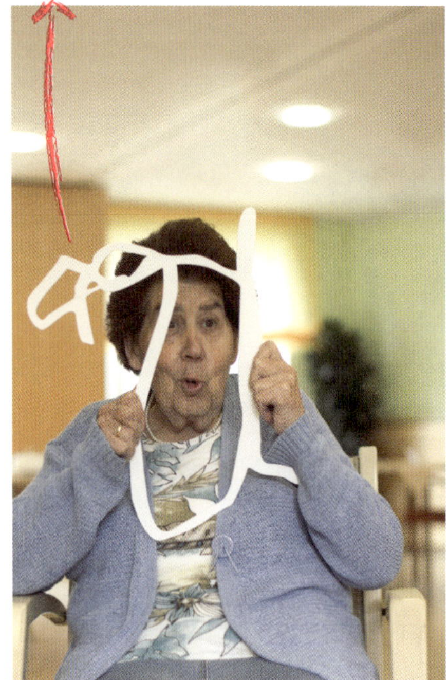

Düftmes

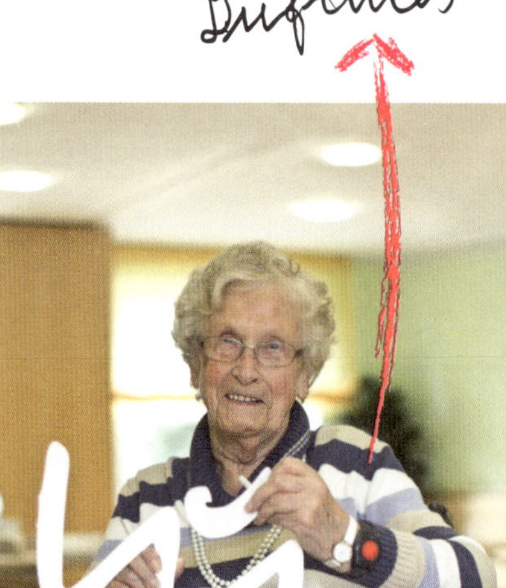

S. Grohmann

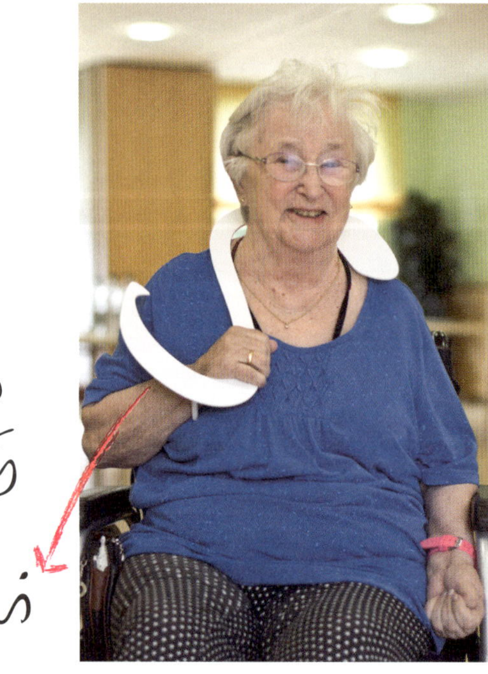

Hildegard Bürk

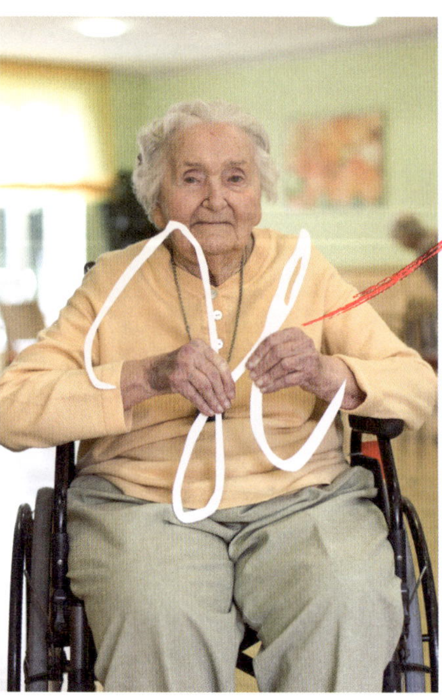

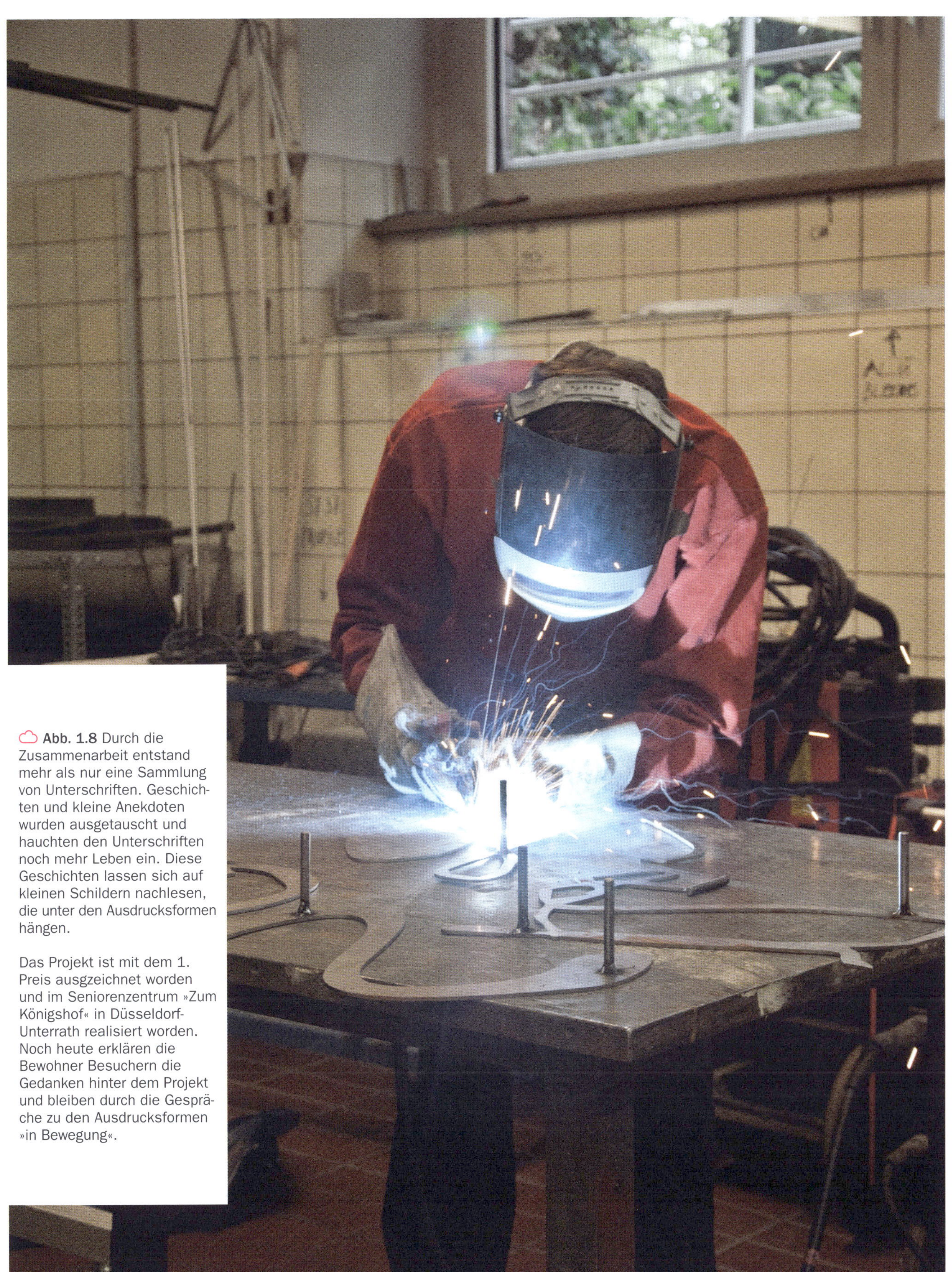

Abb. 1.8 Durch die Zusammenarbeit entstand mehr als nur eine Sammlung von Unterschriften. Geschichten und kleine Anekdoten wurden ausgetauscht und hauchten den Unterschriften noch mehr Leben ein. Diese Geschichten lassen sich auf kleinen Schildern nachlesen, die unter den Ausdrucksformen hängen.

Das Projekt ist mit dem 1. Preis ausgezeichnet worden und im Seniorenzentrum »Zum Königshof« in Düsseldorf-Unterrath realisiert worden. Noch heute erklären die Bewohner Besuchern die Gedanken hinter dem Projekt und bleiben durch die Gespräche zu den Ausdrucksformen »in Bewegung«.

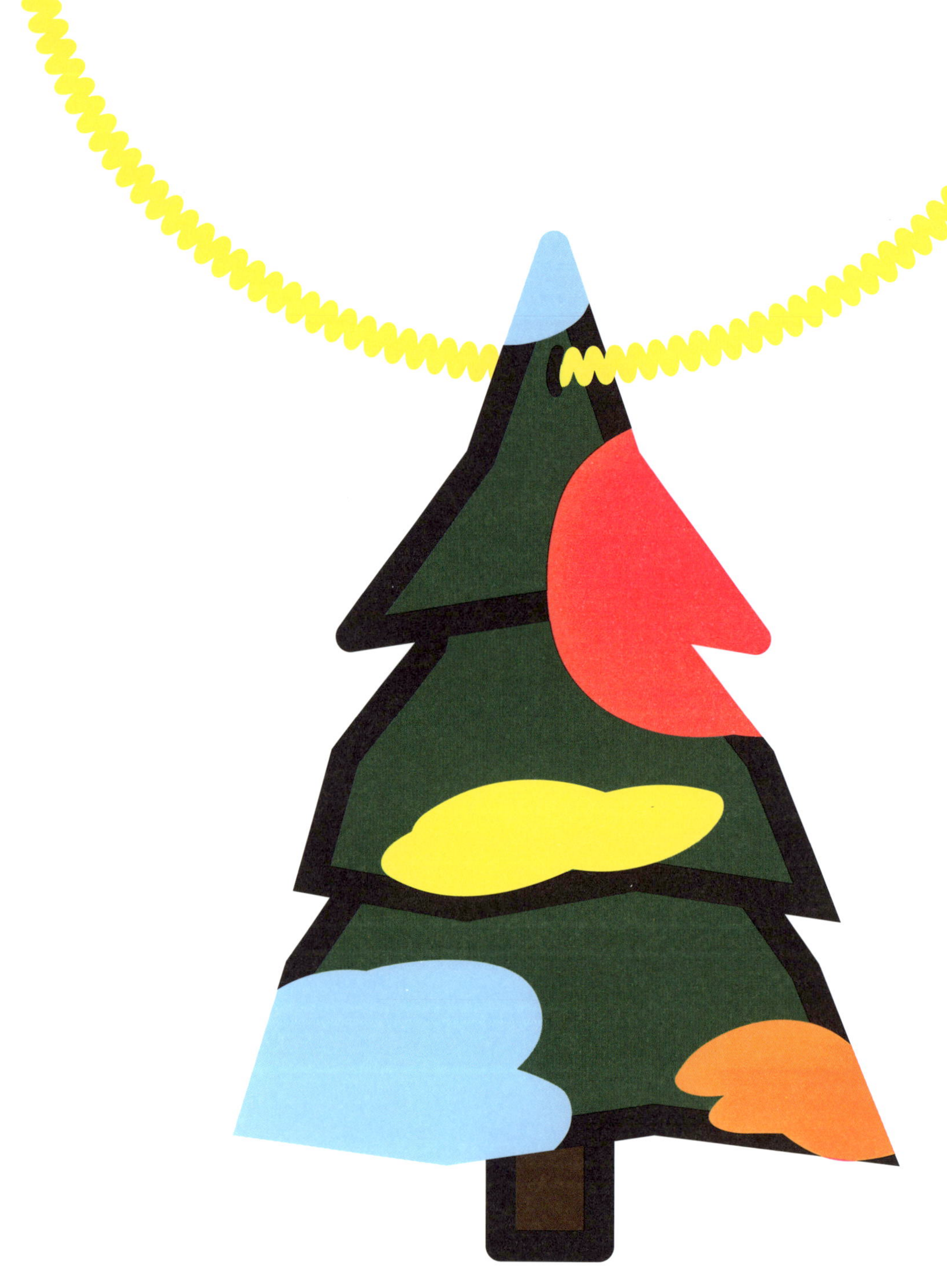

Abb. 1.9 Wenn Menschen mit Demenz aus ihrem Herzen entscheiden dürfen, erleben sie herzliche Momente.

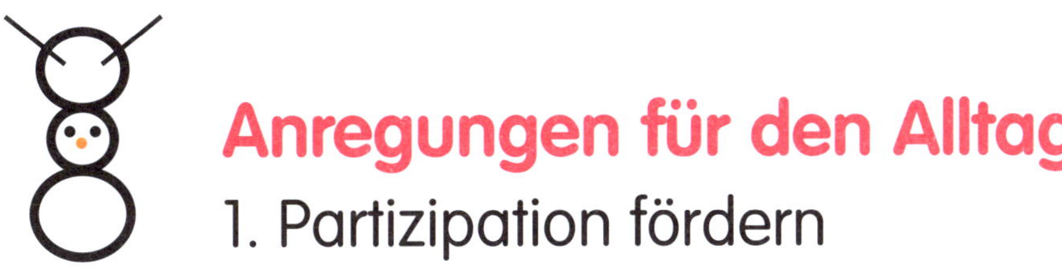

Anregungen für den Alltag

1. Partizipation fördern

Menschen mit Demenz fällt es immer schwerer, ihren Alltag eigenverantwortlich zu bewältigen. Je fortgeschrittener das Stadium der Demenz, desto mehr Verantwortung übernehmen Angehörige für Betroffene. Nach einiger Zeit ist man als Angehöriger daran gewöhnt, Entscheidungen für den anderen zu treffen. Vor lauter »Ich regel das schon für dich. Lass mich das mal machen« kann es sein, dass Menschen mit Demenz übergangen und ausgeschlossen werden. Fragen können überfordernd sein, dennoch können wir manchmal Antworten und Wünsche erkennen, ohne überhaupt eine direkte Antwort erhalten zu haben.

Oh Tannenbaum, ... wie bunt sind deine Blätter

Ein passendes Beispiel zur Förderung der Partizipation erzählte mir eine Psychologin. Zur Weihnachtszeit gab es in einer Einrichtung das Angebot, Weihnachtsbäume aus Holz zu basteln. Menschen mit und ohne Demenz haben in dieser Runde zusammen gearbeitet. Die Bäume aus Holz wurden ausgeschnitten und anschließend bemalt. Eine ältere Frau hatte besonders viel Freude an dieser Arbeit. Diese Lebensfreude war eindeutig in Form und Farbe ihres Weihnachtsbaumes wiederzuentdecken.

Die Veranstalter hatten die ca. 30 cm hohen Weihnachtsbäume als Dekoration für die Fensterbank gedacht. Die ältere Dame trug stattdessen ihren riesigen hölzernen Weihnachtsbaum lieber als Kette um den Hals. Stolz lief sie mit ihrer neuen Kette durch die Einrichtung. Nach den ersten verständlichen kleinen Lachern erklärte man ihr, dass dieser Baum nicht als Kette gedacht sei. Dennoch ließ sich die Frau nicht davon abbringen, ihre Halskette die nächsten Tage stolz vorzuführen. Für sie hatte der Weihnachtsbaum die Assoziation an eine frühere Perlenkette geweckt. Die Psychologin erkannte den emotionalen Wert, den diese »Perlenkette« für die demente Frau hatte und akzeptierte schnell ihren ungewöhnlichen, aber kostbaren Schmuck. Noch im Bett wollte die Dame ihre Kette anbehalten.

Diese Geschichte ist für mich ein schönes Beispiel, um zu verdeutlichen, dass an erster Stelle das Gefühl von Menschen mit Demenz steht. Wo eine gefühlsbetonte Entscheidung gefährliche Auswirkungen haben kann, sollten die Angehörigen reagieren. Geht es um harmlose gefühlsbetonte Entscheidungen, dann sollten Menchen mit Demenz sich ausleben dürfen. Aufgrund ihrer gefühlsbetonten Art haben sie die Fähigkeit, sich für Dinge zu entscheiden, die ihnen gut tun, auch wenn man sich dabei als Außenstehender manchmal fragt: »Wieso trägt die Frau einen Weihnachtsbaum um den Hals?« Wer die Partizipation von Menschen mit Demenz fördert, weiß, dass ihr Alltag nicht immer grau sein muss. An manchen Tagen ist er sogar bunt wie eine Weihnachtsbaumhalskette.

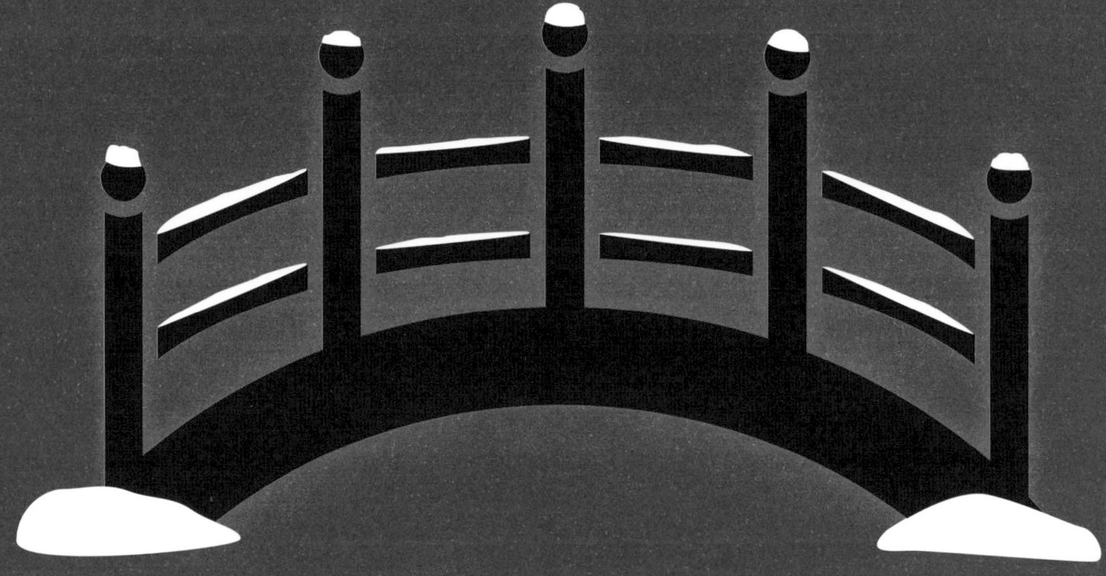

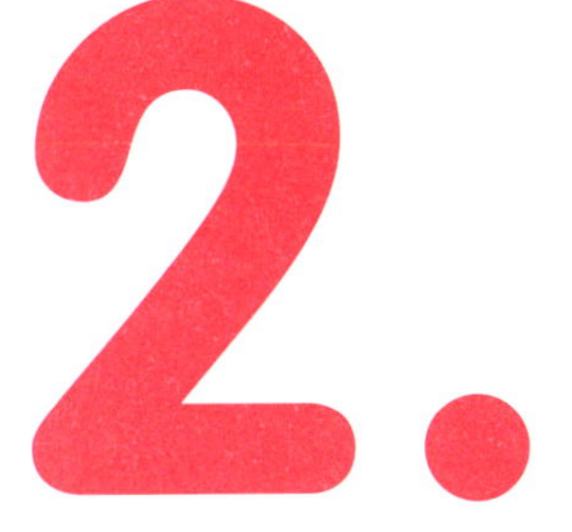

Gestern und heute verbinden

Durch die Verbindung vom Schnee von gestern und der Welt von heute entstehen Lebensräume, die Erinnerungen wecken und dabei ein lebenswertes Altern im Jetzt ermöglichen.

Unsere Welt ändert sich rasend schnell. Je älter wir werden, desto schwerer fällt es, mitzuhalten. Damit sich Menschen mit Demenz so gut wie möglich im Heute zurechtfinden können, ist es wichtig, vertraute Elemente in die Raumgestaltung zu integrieren.

Bisher haben wir die Vergangenheit dabei überbetont. Trotz der Lebendigkeit ihrer Vergangenheit sind Menschen mit Demenz besonders über ihre Sinne im Jetzt erreichbar. In den meisten Pflegeeinrichtungen werden vertraute Objekte von früher jedoch lediglich ausgestellt.

Mit ihren nostalgischen kalten Öfen, mit ihren antiken stehengebliebenen Nähmaschinen und mit ihren alten und leerstehenden Kleiderschränken erinneren manche Pflegeeinrichtungen an ein Museum, anstatt an ein Zuhause.

Eine durchdachte Raumgestaltung hingegen verbindet die Vergangenheit mit der Gegenwart. Sie ermöglicht, neben dem Betrachten, auch das Gebrauchen und Erleben vertrauter Dinge. Schließlich werden mit den meisten Objekten noch vertraute Handlungsabläufe verknüpft, die auch bei einer Demenz noch lange abrufbar sind.

Nostgalische Objekte voller Erinnerungen können dabei auch in eine zeitgemäße Raumgestaltung integriert werden. Durch diese Verbindung schaffen wir einen atmosphärischen Lebensort für Menschen mit Demenz, in dem mit allen Sinnen erinnert, gelebt und erlebt werden darf.

2. Gestern und heute verbinden
Projektbeispiel: Rundlaufskulptur

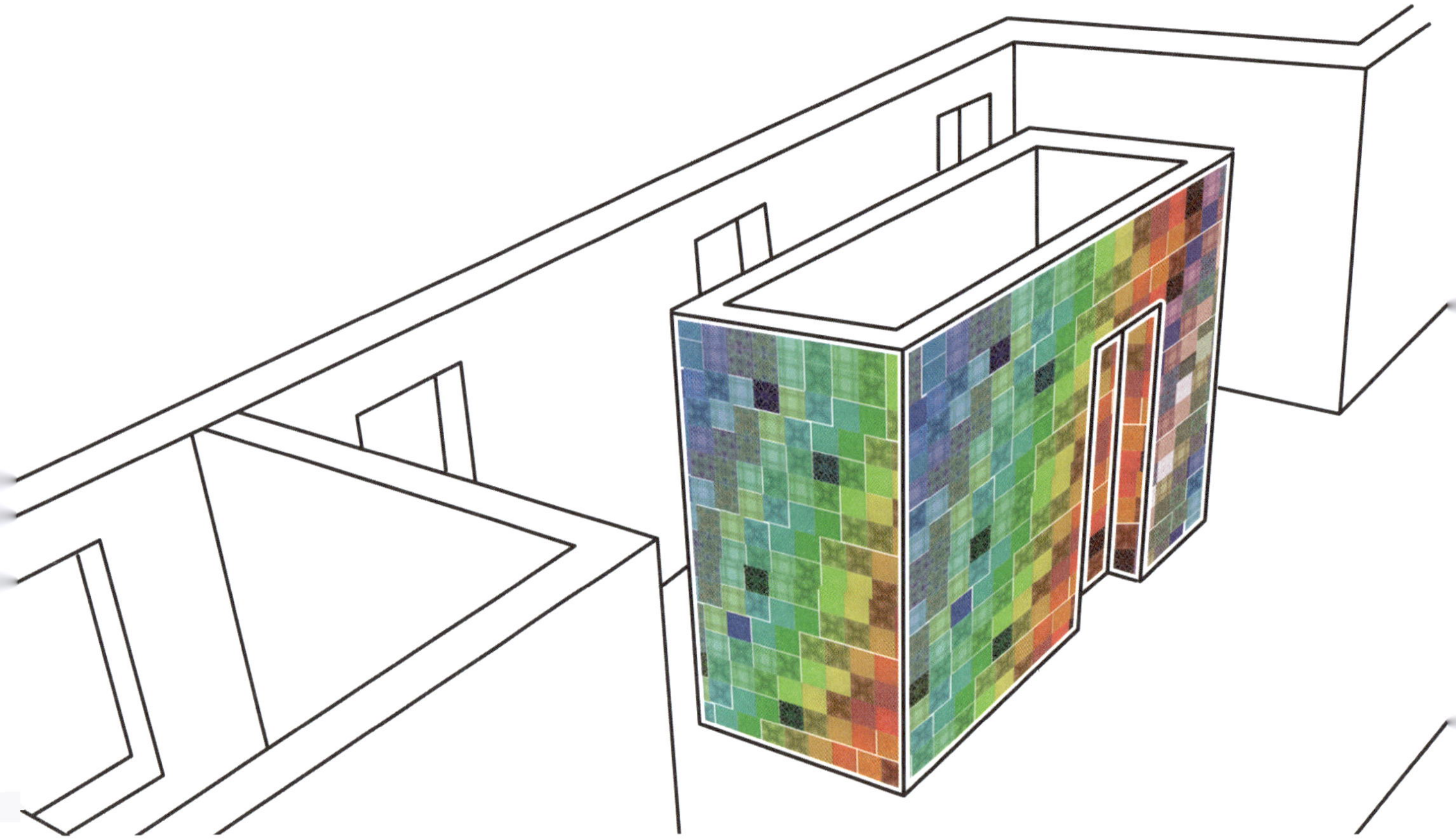

Viele Menschen mit Demenz haben einen starken Bewegungsdrang. In Krankenhäusern wird deutlich, dass die Architektur oftmals diesen Bewegungsdrang erheblich einschränkt. Da ältere Menschen bei einem Krankenhausaufenthalt die Station häufig nicht verlassen können, ist der Flur der einzige Ort, wo sie sich bewegen können. Ein monotones Auf- und Abgehen der langen und schmalen Krankenhausflure ist in diesen Fällen die einzige Bewegungsmöglichkeit.

Um den Bewegungsdrang von Menschen mit Demenz besser gerecht zu werden, habe ich einen Rundlauf entwickelt. Die ursprünglichen Räume, die nun die jetzige Skulptur umgeben, wurden durch Entfernen der Wände mit dem Krankenhausflur verbunden, um so den schmalen Flur an diesen Stellen zu vergrößern. Durch diesen architektonischen Eingriff ist ein Rundlauf entstanden.

Der Raum in der Mitte habe ich mit zahlreichen alten Fliesen der 60er, 70er und 80er Jahre bestückt. Die unterschiedlichen Fliesen sind farblich geordnet und regen intuitiv zum Herumlaufen an. Sie sind leicht abwaschbar und zu pflegen. Die Skulptur entspricht somit den strengen Hygiene- und Brandschutzbestimmungen von Kranken-

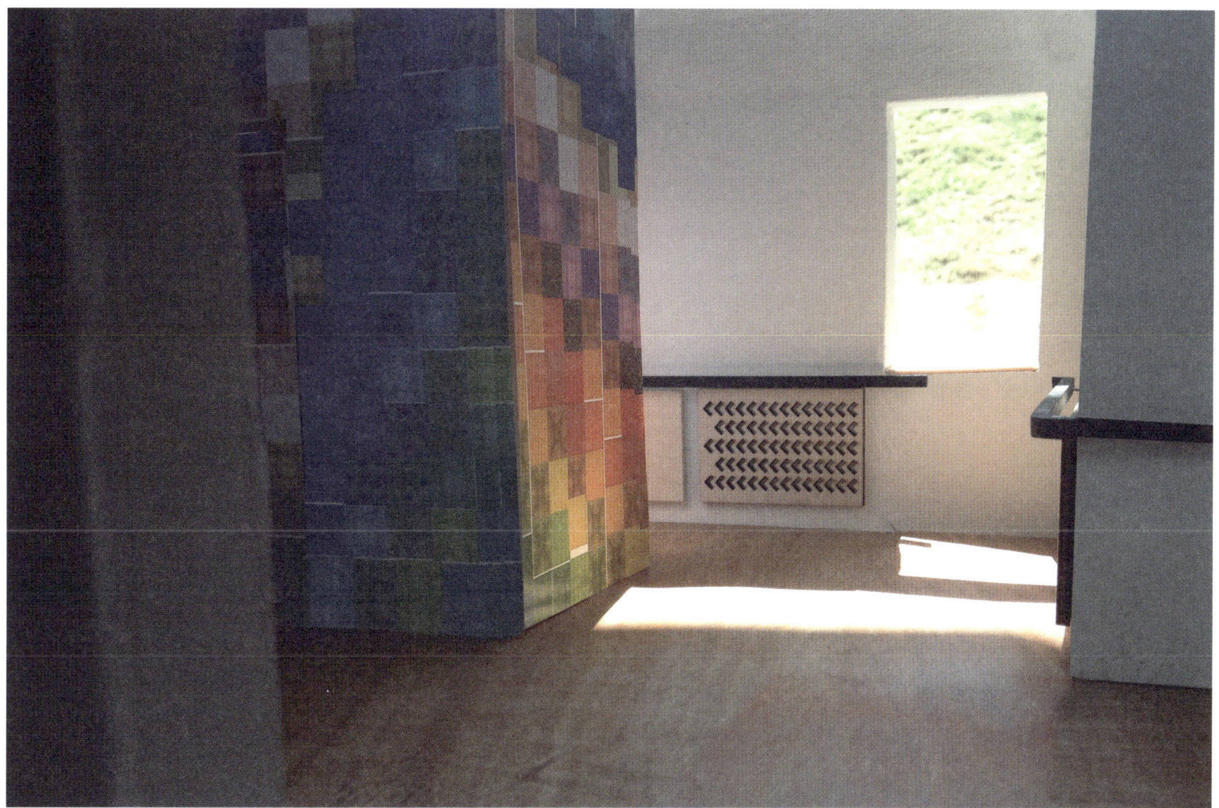

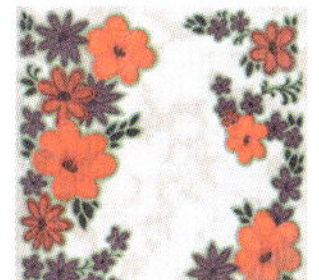
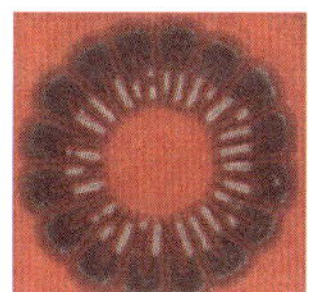
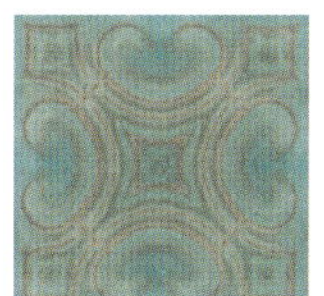
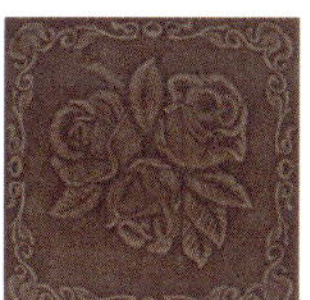
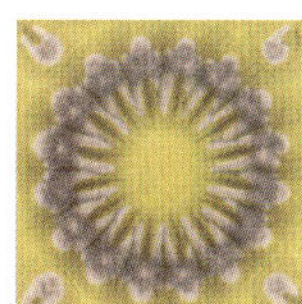

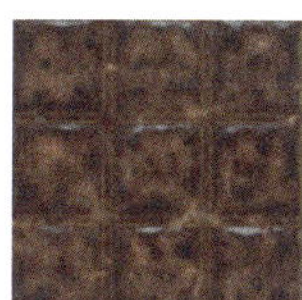

hausfluren. Der Raum innerhalb der Skulptur kann weiterhin als Lagerraum genutzt werden. Die nostalgischen Fliesen aus Küche und Bad wecken Erinnerungen und regen durch die unterschiedlichen Strukturen und Dekore die Sinne im Jetzt an. Die Farben des Rundlaufes wirken sich bei Sonnenschein auch auf Boden und Wände aus und tauchen den Flur in ein Meer aus Farben und Erinnerungen.

Da ich dieses Objekt noch nicht realisiert habe, habe ich ein bisschen weitergesponnen. Unter den Fliesen könnten Heizschläuche an den Wänden der Skulptur angebracht werden. Dadurch kann die Rundlaufskulptur bei Bedarf auf Körpertemperatur erwärmt werden. Sie wird zu einem zeitgemäßen Kachelofen, der zum Anfassen und Befassen anregt.

Aus der Skulptur könnte zusätzlich eine kleine Bank wachsen. Auf diesem Sitzplatz kann man zukünftig miteinander warm werden und gemeinsam Erinnerungen austauschen. Falls Sie Interesse haben, diese Arbeit mit mir umzusetzen, können Sie sich gerne bei mir melden.

gestern
gestern
gestern
gestern
gestern
gestern
gestern
gestern
gestern
gestern
wann war nochmal heute?

Abb. 2.4 Das Heute vor lauter gestern nicht mehr sehen können.

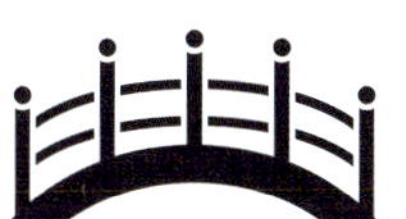

Anregungen für den Alltag

2. Gestern und heute verbinden

Mit Ende 20 ist mein bisheriger Erfahrungsschatz hoffentlich kleiner, als die Erfahrungen, die ich noch in meinem Leben machen werde. Ich male mir meine Zukunft aus, gestalte und erlebe gleichzeitig, wohin das Leben und ich mich führen. Eines Tages im Alter angekommen, werde ich mehr erlebt haben, als ich noch erleben werde. Das Gestern ist gigantisch groß – ein riesiger Pool an Erfahrungen - gute Momente sowie schlechte Momente.
Je größer mein Gestern wird, desto kleiner wird mein Morgen. Wie lange habe ich noch zu leben? Was habe ich bisher erlebt? Während ich idealerweise im Müßigang meinen Ruhestand genießen werden kann, blicke ich dabei auf das Vergangene zurück.

Mit dem Fortschreiten meiner Demenz schreitet mein bereits gelebtes Gestern auch zunehmend in mein Jetzt. In manchen Momenten fühle ich mich wieder wie mit Ende 20 und schreibe diesen Text. Ich stehe kurz vor der Veröffentlichung meines ersten Buches. Eine aufregende und aufwühlende Zeit war das gewesen … ich meine natürlich ist es. Nach vielen Jahren der Anstrengung im Studium und Beruf, lerne ich langsam, auch in turbulenten Zeiten mein Leben genießen zu können. Morgen gehe ich mit meiner Freundin in den Kletterpark. Ich erinnere mich noch ganz genau an den Tag, den ich morgen erleben werde.

Wenn ich in diesen Momenten in den Spiegel blicke, frage ich mich, wer der alte Mann im Spiegel ist, der fröhlich aber verwirrt zurückschaut? Ich will mir meine Haare stylen, aber erkenne, dass gar keine Haare mehr da sind. Bin ich etwa der alte Mann im Spiegel? Er macht mir nämlich Angst. In solchen Momenten bin ich froh, wenn meine Angehörigen die Spiegel in meinem Haus mit einem Tuch abhängen oder ganz abnehmen. Ich möchte nicht zusätzlich verwirrt werden.

Ich komme mit meinen Gedanken zurück ins Jetzt. Meine Enkel besuchen mich. Ich freue mich, dass sie da sind.
Es ist schön, auch im Alter noch etwas erleben zu dürfen. Meine Gedanken an mein Gestern und an mein erstes Buch verblassen wieder für einen Moment. Die zwei sind so groß geworden. Habe ich meine kleine Enkeltochter etwa mit dem Namen meiner damaligen Freundin angesprochen? Das tut mir leid. »Kein Problem, Opa. Ich hab dich lieb.«

Wenn ich mir als junger Mann vorstelle, wie bei einer Demenz die Grenzen zwischen Vergangenheit und Heute verschwimmen können, dann wünsche ich mir in diesen Momenten vor allem eins: Akzeptanz. Ich wünsche mir, dass meine Mitmenschen mich trotz meiner Verwirrung ernst nehmen und mir weder mein Gestern noch mein Heute nehmen. Auch wenn ich aktuelle Ereignisse immer schneller vergesse, speichere ich die Berührungen und Begegnungen doch im Herzen und im Körper ab. Lediglich mein Gehirn weiß nicht mehr, dass ihr gestern auch zu Besuch gewesen seid. Bitte seid nicht traurig, dass ich euren Besuch im Kopf vergessen habe. Ihr seid gestern in meinem Herzen gewesen und werdet es auch morgen sein.

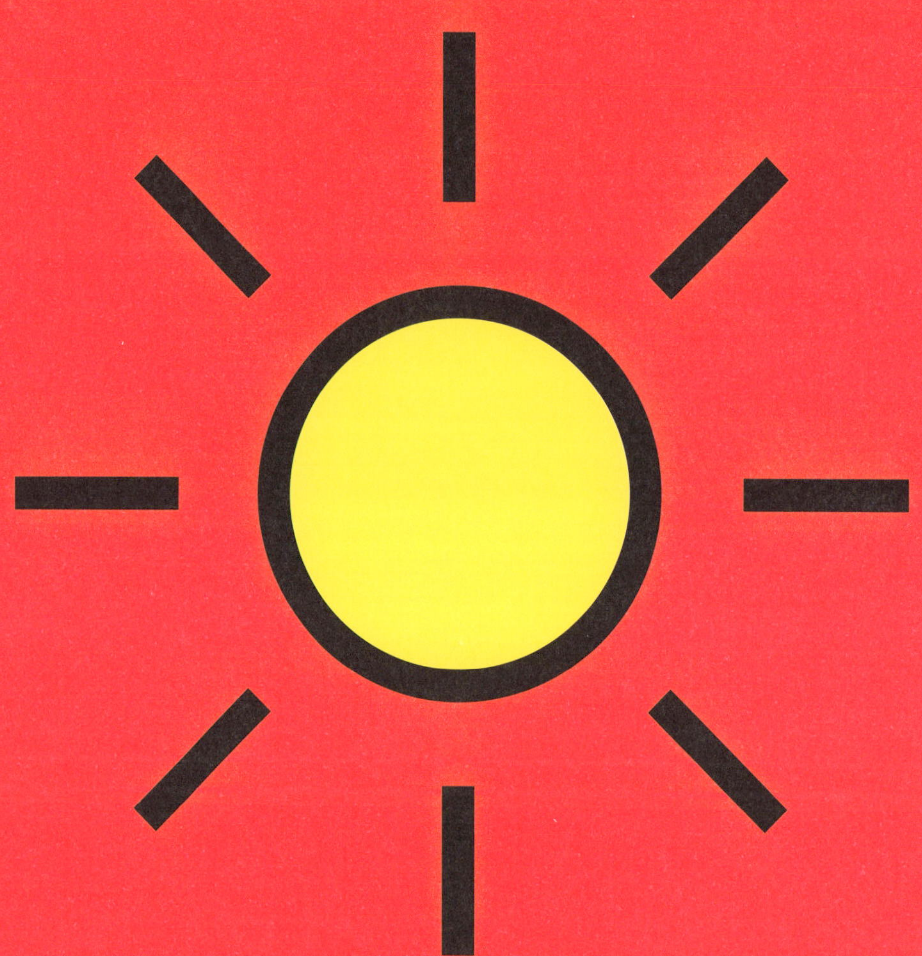

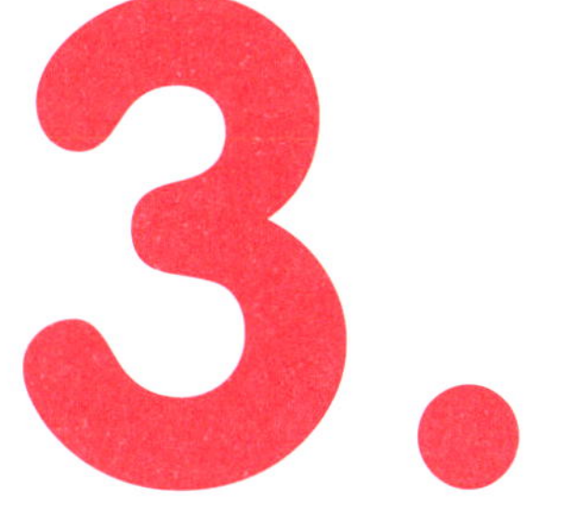

Lebensräume gestalten

Der Mensch mit seinen Wünschen, Bedürfnissen und Einschränkungen steht im Mittelpunkt der Raumgestaltung.

Die strengen Hygiene- und Brandschutzbestimmungen lassen uns bei der Raumplanung für Menschen mit Demenz schnell vergessen, dass wir Lebensräume gestalten. Wir richten keine Einrichtungen ein, wir gestalten ein letztes Zuhause. In diesem letzten Zuhause gehören Begegnungen mit anderen Menschen, mit Familie und Freunden zu den wertvollsten Momenten. Jedoch sind Krankenbetten, Rollatoren und Rollstühle sowie eine eingeschränkte Mobilität oftmals Barrieren, die uns körperliche Begegnungen mit ihnen erschweren.

Zusätzlich sind Intimität und Erotik im Alter für uns noch immer Tabuthemen und werden daher bei der Raumplanung selten angesprochen und noch seltener eingeplant. Daher gibt es wenig Orte, an denen mit den Enkeln getobt oder mit dem Partner gekuschelt werden kann. Bei der Raumgestaltung für Menschen mit Demenz geht es also weniger darum, zu überlegen, welche Farben zur Zeit modern sind oder welche Lampen in anderen Pflegeeinrichtungen beliebt sind. Vielmehr müssen wir herausfinden, welche Wünsche, Sehnsüchte und Bedürfnisse die dort lebenden Menschen haben. Das bezieht Menschen mit Demenz, aber auch die Angehörigen und das Personal mit ein. Schließlich ändern sich Moden und Geschmäcker. Der Wunsch nach Familie, die Sehnsucht nach Nähe und das Bedürfnis, sich geborgen zu fühlen bleiben jedoch gleich.

Wenn wir den Fokus bei der Raumgestaltung für Menschen mit Demenz wieder auf das Erleben richten und uns fragen: »Was macht das Leben im Alter lebenswert?« entstehen Raumgestaltungskonzepte, bei denen die klassischen Diskussionen über Farbe und Bodenbelag in den Hintergrund treten. Durch diesen Perspektivwechsel kann der Mensch wieder in den Mittelpunkt rücken. Unter diesem Blickwinkel können wir Lebensräume gestalten, die ein lebenswertes Altern im letzten Zuhause ermöglichen.

3. Lebensräume gestalten
Projektbeispiel: Memory-Kabinett

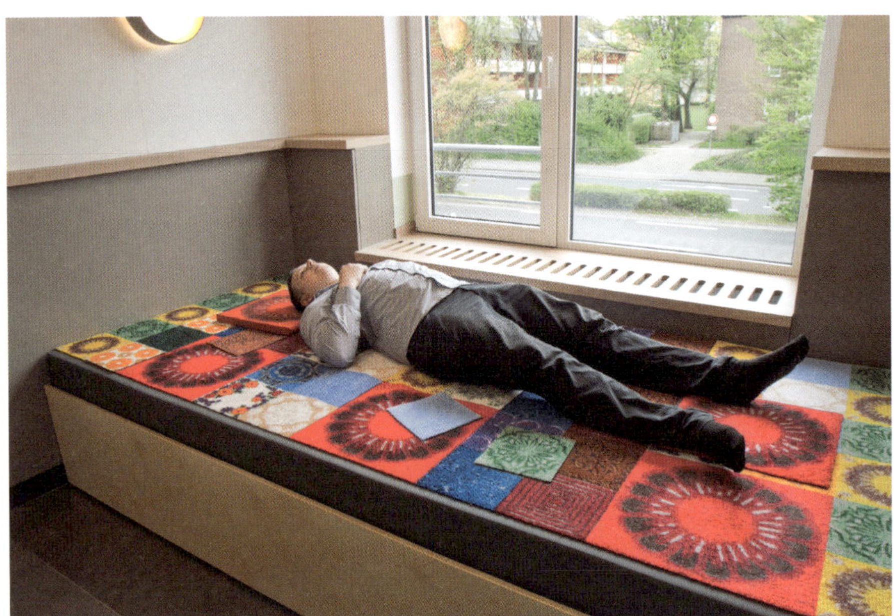

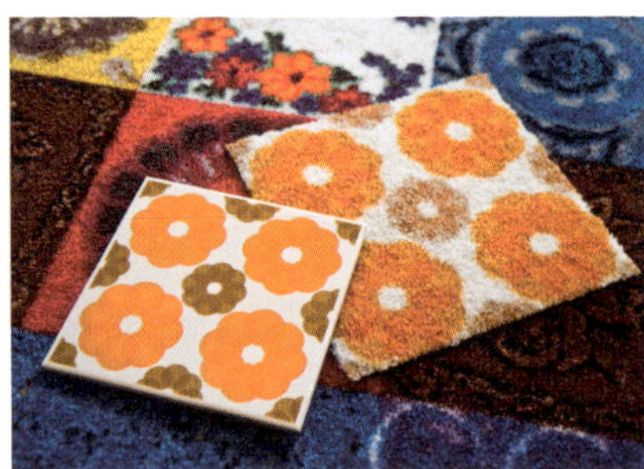

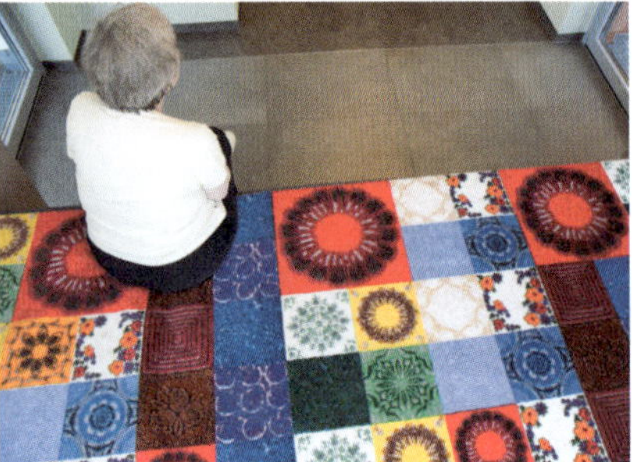

Abb. 3.1 Das Memory-Kabinett im St. Augustinus Memory-Zentrum in Neuss.

Menschen mit Demenz nutzen die langen Flure von Pflegeeinrichtungen und Krankenhäusern, um sich zu bewegen. Schritt für Schritt gehen sie unermüdlich die langen Gänge entlang. Dabei wird jeder Meter des Flures bis zu seinem Ende ausgenutzt. In der Regel bietet die Raumgestaltung wenig, was diese Spaziergänge unterstützt oder aufwertet. Die Flure sind barrierefrei und gut zu begehen. Jedoch gibt es kaum Momente, in denen Menschen mit Demenz etwas geboten wird. Vor allem das Flurende kann wie eine Sackgasse wirken. Wenn die Bewohner bzw. Patienten in diesen Momenten umkehren, scheint ihnen etwas zu fehlen. Sie sind so weit gegangen, nur um am Ende wieder umzudrehen.

Diese Liegewiese ist von mir entwickelt worden, um Menschen mit Demenz auch in Fluren etwas zu bieten. Sie kann an Flurenden installiert und auf unterschiedliche Weise verwendet werden. Nostalgische Fliesen der 60er, 70er und 80er Jahre wurden für dieses Projekt digitalisiert. Anschließend wurde mit den digitalisierten Fliesen ein patchworkartiges Muster kreiert, das mit einem speziellen Druckverfahren auf einen Teppich übertragen wurde. Die bewusste Übertragung der Muster von kühler Keramik auf den warmen und weichen Teppich regt die Sinne auf besondere Weise an. Dabei wecken die vertrauten Muster der einzelnen Fliesen Erinnerungen. Die farbintensive Gesamtkomposition hingegegen platziert diese Erinnerungen in einem zeitgemäßen Kontext.

Die Liegewiese bietet unterschiedliche Sitz- und Liegemöglichkeiten. Sie lädt bei Spaziergängen durch Pflegeeinrichtungen zu einem kurzzeitigen Verweilen ein. Zusätzlich wird der Teppich mit einer weichen Matratze gepolstert, sodass auch ein längeres Liegen und Ausruhen möglich ist. Auch Begegnungen mit der Familie können auf dieser großen Liegewiese stattfinden. Dabei entspricht das gesamte Material den strengen Hygiene- und Brandschutzbestimmungen.

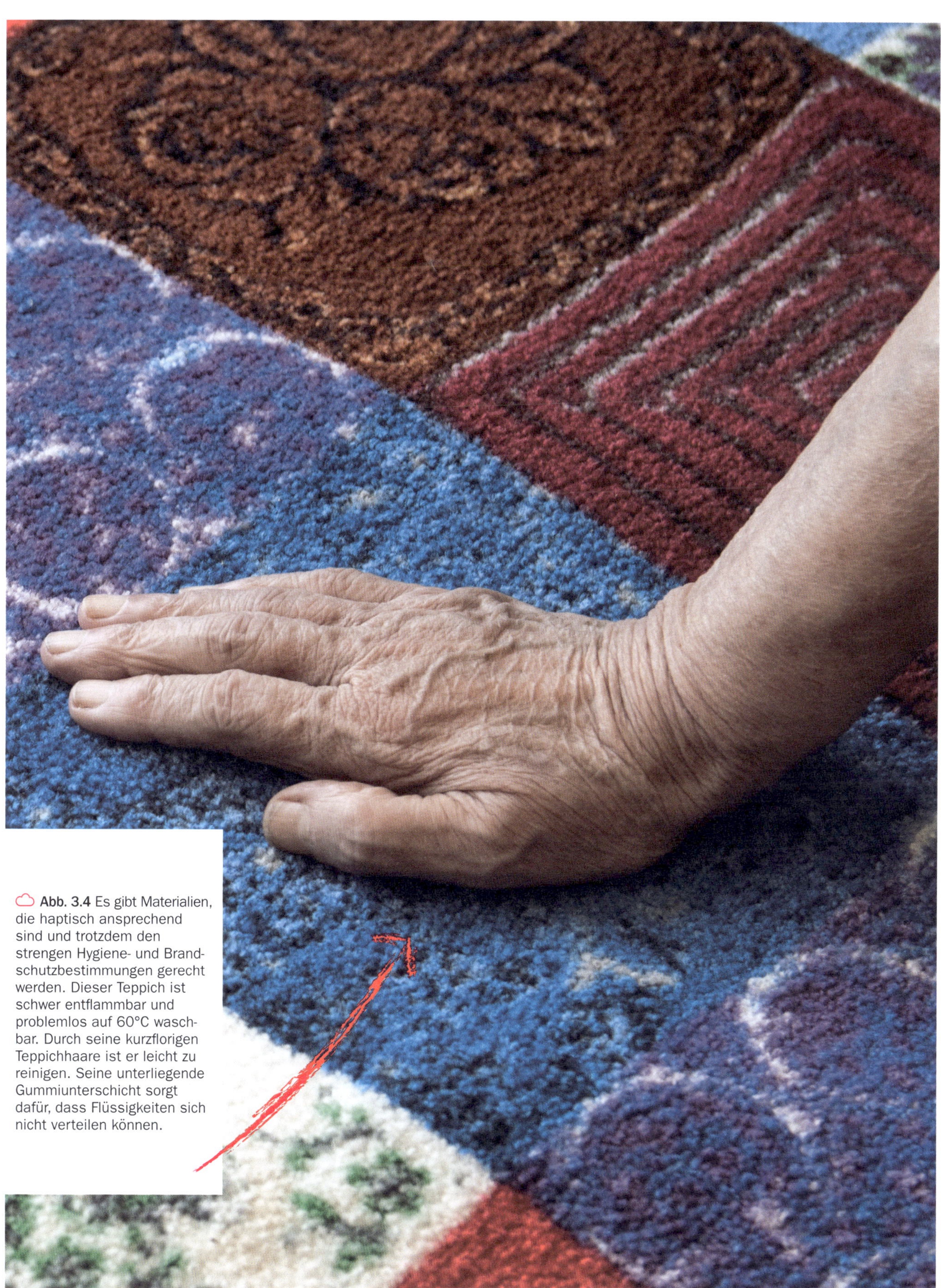

Abb. 3.4 Es gibt Materialien, die haptisch ansprechend sind und trotzdem den strengen Hygiene- und Brandschutzbestimmungen gerecht werden. Dieser Teppich ist schwer entflammbar und problemlos auf 60°C waschbar. Durch seine kurzflorigen Teppichhaare ist er leicht zu reinigen. Seine unterliegende Gummiunterschicht sorgt dafür, dass Flüssigkeiten sich nicht verteilen können.

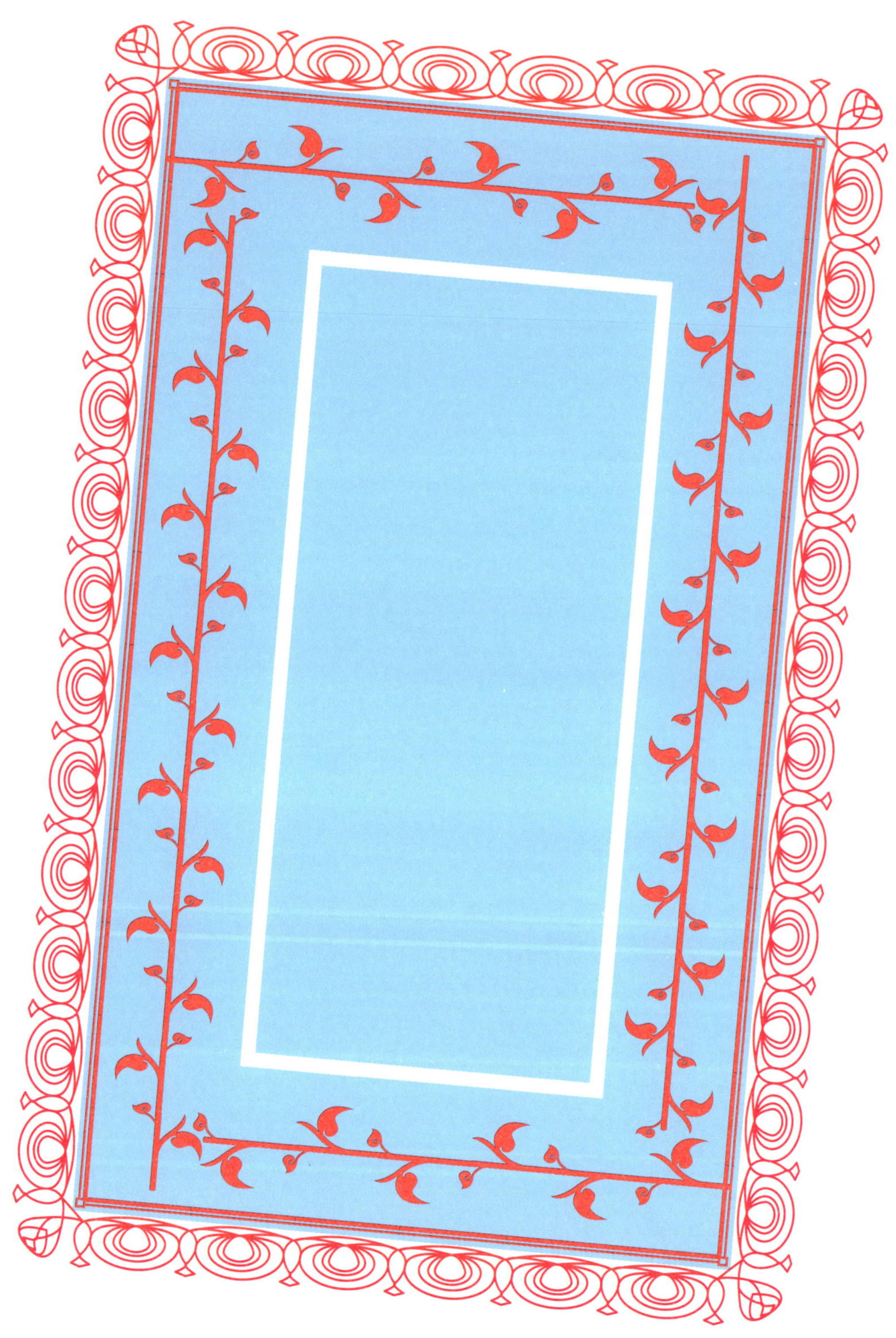

Abb. 3.5 Nicht jeder Teppich ist automatisch eine Stolperfalle. Daher sollten wir es vermeiden, Menschen mit Demenz unüberlegt »den Teppich unter den Füßen« wegzuziehen.

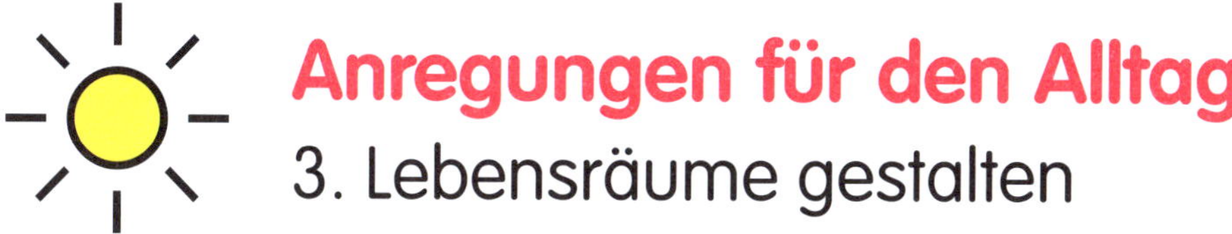

Anregungen für den Alltag
3. Lebensräume gestalten

Es gibt in Deutschland einige Demenzmusterwohnungen, die Angehörige besuchen können, um wertvolle Tipps für für ein altersgerechtes Wohnen zu erhalten. Diese Musterwohnungen sind gefühlt gefüllt mit sämtlichen Einrichtungsideen für den Alltag mit Menschen mit Demenz. Als Angehörige sollten wir darüber nachdenken, dass nicht alle Maßnahmen, die man in diesen Wohnungen sieht oder über die man liest, wirklich für die eigene Umgebung gut sind. Für mich zählt: Welche individuelle Hilfe benötigt meine erkrankte Mutter in der jeweiligen Phase ihrer Erkrankung? Es ist leider eine Illusion, dass es allgemeine Tipps gibt, die uns helfen, Konflikte zu vermeiden, die eine Demenz mit sich bringen wird.

Wir gestalten Lebensräume – keine Gefängnisse

Ein gutes Beispiel für ein schlechtes Beispiel dieser allgemeinen Tipps ist für mich das »Kaschieren« von Wohnungstüren. Aus Sorge, dass die demenzbetroffene Person unbemerkt die Wohnung verlassen könnte, werden manche Türen mit Folien kaschiert. Einige Türen sehen durch diese aus wie Bücherregale, aus denen die kognitiv beeinträchtigten Bewohner nun verzweifelt versuchen, Bücher rauszunehmen. Die Wohnungstür durch einen optischen Trick zu verstecken, hindert zwar Menschen, die weglaufen wollen, an der Flucht. Letztlich symbolisiert diese Maßnahme aber viel eher die Hilflosigkeit der Pflegenden. Viel eher sollten wir uns folgende Fragen stellen: Ist die Krankheit bereits so fortgeschritten, dass meine Mutter nun doch auf eine 24 Stunden Pflegekraft angewiesen ist? Oder müssen wir nun gemeinsam besprechen, ob ein Umzug in eine Pflegeeinrichtung einen besseren Lebensalltag ermöglichen könnte?

Einzelne, kleine Maßnahmen in der Wohnung umzusetzen, kann durchaus sinnvoll sein. Ein Haltegriff neben der Toilette, ein erhöhter Toilettensitz oder einen Abstellplatz im Wohnzimmer für den Rollator. Bei diesen kleinen Modernisierungen ist man als Angehöriger schnell verleitet, anstelle des einfachen Eingriffes im Bad, nun doch das gesamte Bad zu renovieren. Schließlich sind die Fliesen doch schon aus den Siebzigern. Als Leitsatz kann man sich jedoch merken: So wenig Veränderung wie nötig. Die eigene Wohnung ist für Menschen mit Demenz nämlich vertrautes Terrain, auf dem jahrelang »geprobt« werden konnte. Dazu gehören als Wiedererkennungsmerkmale und Wohlfühlfaktoren eben auch die Siebziger-Jahre-Fliesen und der alte Teppich.

Andere Angehörige haben nach einer Demenz Diagnose eine plötzliche Angst vor Stolper-Unfällen und entfernen sämtliche Teppiche. Wir sollten uns jedoch auch überlegen, ob diese Angst im individuellen Fall wirklich berechtigt ist oder ob das Stolpern erst mit dem Fehlen des Teppiches beginnen würde, da die demenzbetroffene Person an diesen Teppich jahrzehntelang gewöhnt war. Das Zuhause demenztauglich zu machen, ist immer ein individuelles Abwägen und Ausprobieren. Als abschließende Faustregel gilt: Bei allen Einrichtungsideen rund um das Alter sollten wir vor allem auf dem Teppich bleiben und lediglich kleine und wirklich nützliche Änderungen oder Ergänzungen vornehmen. Der Rest bleibt gut so, wie er ist.

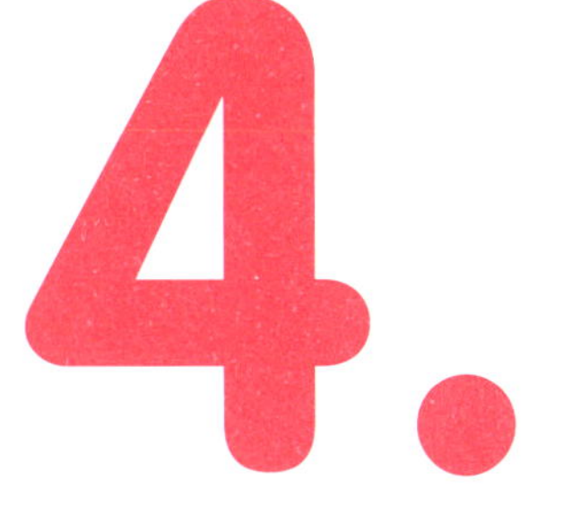

Humor ins Haus holen

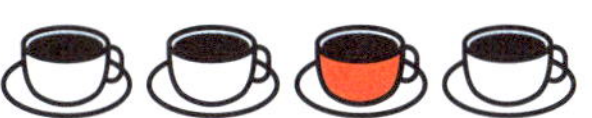

Der Witz an der Sache ist, dass die Raumgestaltung die Bühne und Atmosphäre kreiert, auf der ältere Menschen ihren Humor zum Ausdruck bringen können.

Viele ältere Menschen begegnen dem Alter mit einer großen Portion Gelassenheit und einer Prise Humor; oder mit einer Prise Gelassenheit und einer großen Portion Humor. Leider spiegelt sich dies in unserer Raumgestaltung für ältere Menschen nicht wieder. Dabei beweisen Klinikclowns schon lange, dass Humor auch als Therapieform eingesetzt werden kann. Besonders Menschen mit Demenz sind aufgrund ihrer gefühlsbetonten Art dem Humor zugewandt.

Da wir ältere Menschen viel zu selten in den Planungsprozess von Pflegeeinrichtungen oder Krankenhäusern integrieren, spiegeln sich ausschließlich unsere Gedanken und unsere Sichtweise in der Raumgestaltung und damit in der Atmosphäre der Einrichtungen wider. Sind wir bei der Planung rein sachlich mit einem ängstlichen Blick auf das Alter, ist die Wahrscheinlichkeit größer, dass sich unsere Sachlichkeit und auch unsere Sorge in der Atmosphäre des zukünftigen Hauses widerspiegelt.

Natürlich lässt sich Humor nicht einplanen. Dennoch gibt es in den unterschiedlichen Planungsphasen immer wieder Momente, die Platz für ungewöhnliche Ideen und Leichtigkeit lassen. Wenn wir den Gestaltungsaufgaben mit Kreativität und spielerischem Mut begegnen, werden sich immer wieder Gelegenheiten bieten, dies auch auszudrücken, ohne den Aspekt der Sicherheit bei der Raumgestaltung zu vernachlässigen.

Es geht nicht darum, dass die Raumgestaltung lustig sein muss, sondern dass sie als Bühne verstanden wird, die Platz für den Humor der Bewohner lässt. 20 weiße Kaffeetassen zu decken und dabei lediglich eine einzige Tasse in knallrot zu servieren, ist sicherlich Anreiz genug, um zahlreiche humorvolle Bemerkungen einiger Bewohner zu erhalten. Ein guter Gestalter muss nicht selber humorvoll sein, er muss lediglich verstanden haben, welche Bühne ältere Menschen brauchen, um sich und ihre positive Sichtweise ausdrücken zu können. Schließlich ist Humor, wenn man sich auch im Alter freuen kann wie ein Schneekönig.

4. Humor ins Haus holen
Projektbeispiel: Lebendiges Bilderbuch

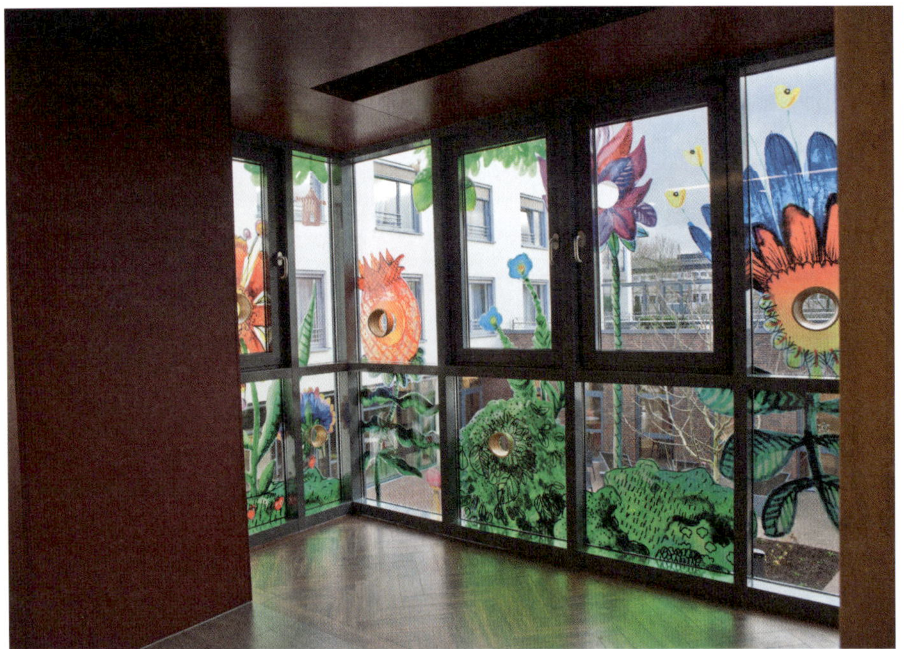

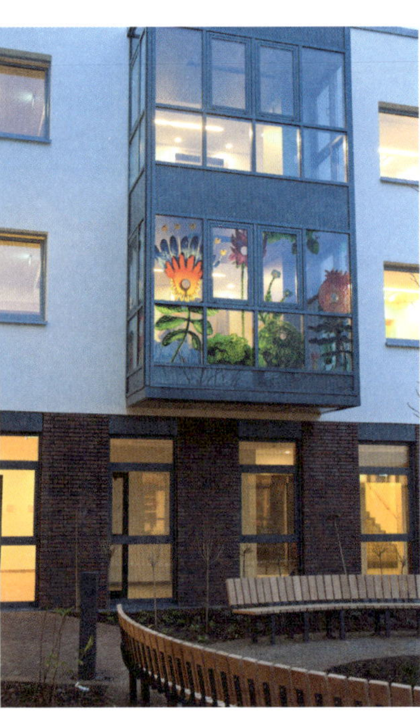

Abb. 4.1 Bei Sonne scheinen die Farben der Illustrationen bis in den Flur hinein.

Humor im Alter scheint immer noch ein Tabuthema zu sein. Um mit diesem Klischee ein für alle Mal aufzuräumen, wird der verglaste Erker des St. Augustinus Memory-Zentrums in Neuss zum lebendigen Bilderbuch. Dieses Projekt ist in Zusammenarbeit mit Amelie Ritter entstanden. Ihre liebevoll handgemalten Aquarellillustrationen wurden von mir für das Projekt digitalisiert und auf den Glasflächen inszeniert. Innerhalb der Illustrationen befinden sich an geeigneten Stellen »Gucklöcher«, die auf der Innenseite des Kabinettes mit speziell angefertigten Krägen zum Hinausschauen anregen.

Es entstehen humorvolle und lustige Momente, da die Gesichter der Bewohner die Illustrationen auf ungewöhnliche Art ergänzen. Der Holzboden im Kabinett erinnert an eine Theaterbühne und bietet den Bewohnern die Möglichkeit, sich auf dieser Bühne auszudrücken. Natürlich können ruhige Bewohner auch einfach stille Beobachter sein.

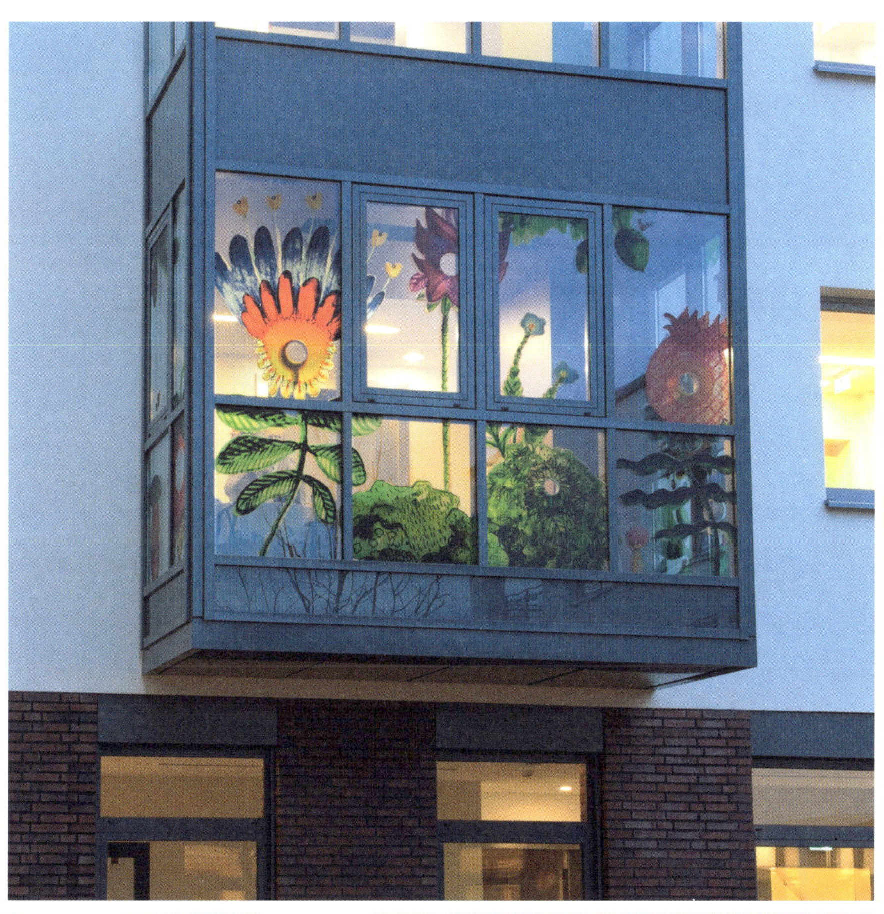

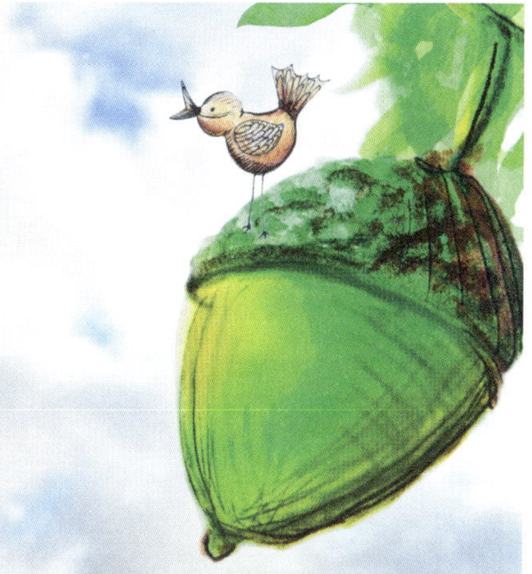

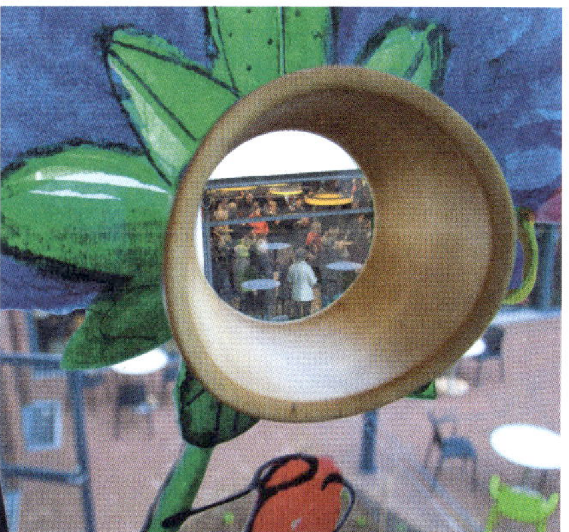

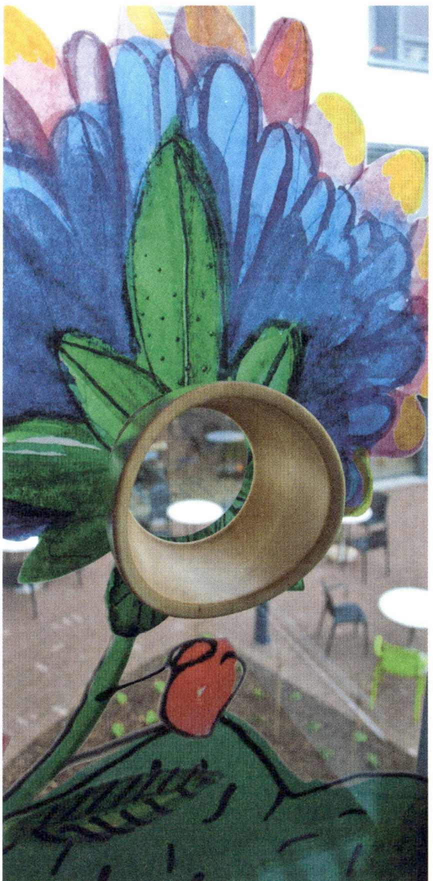

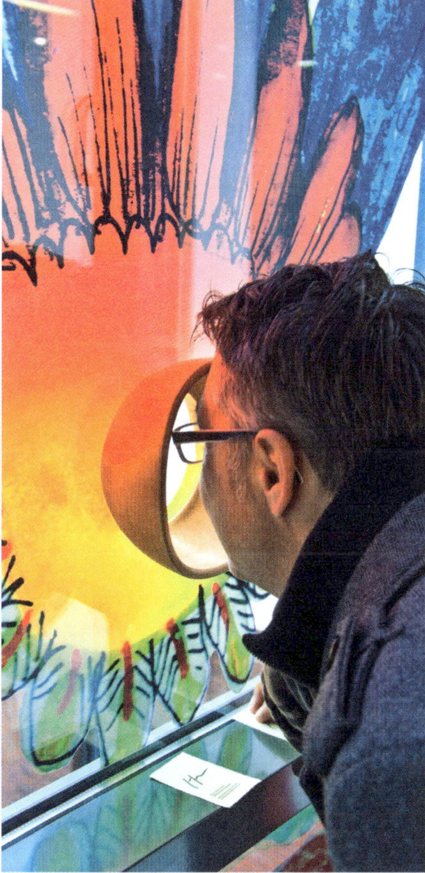

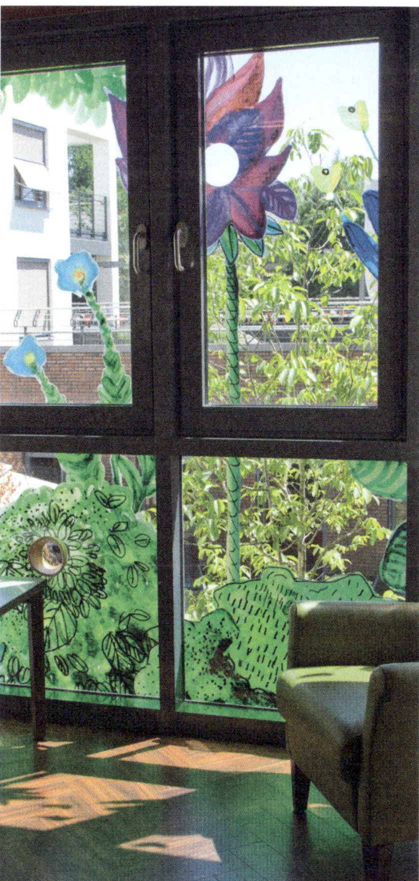

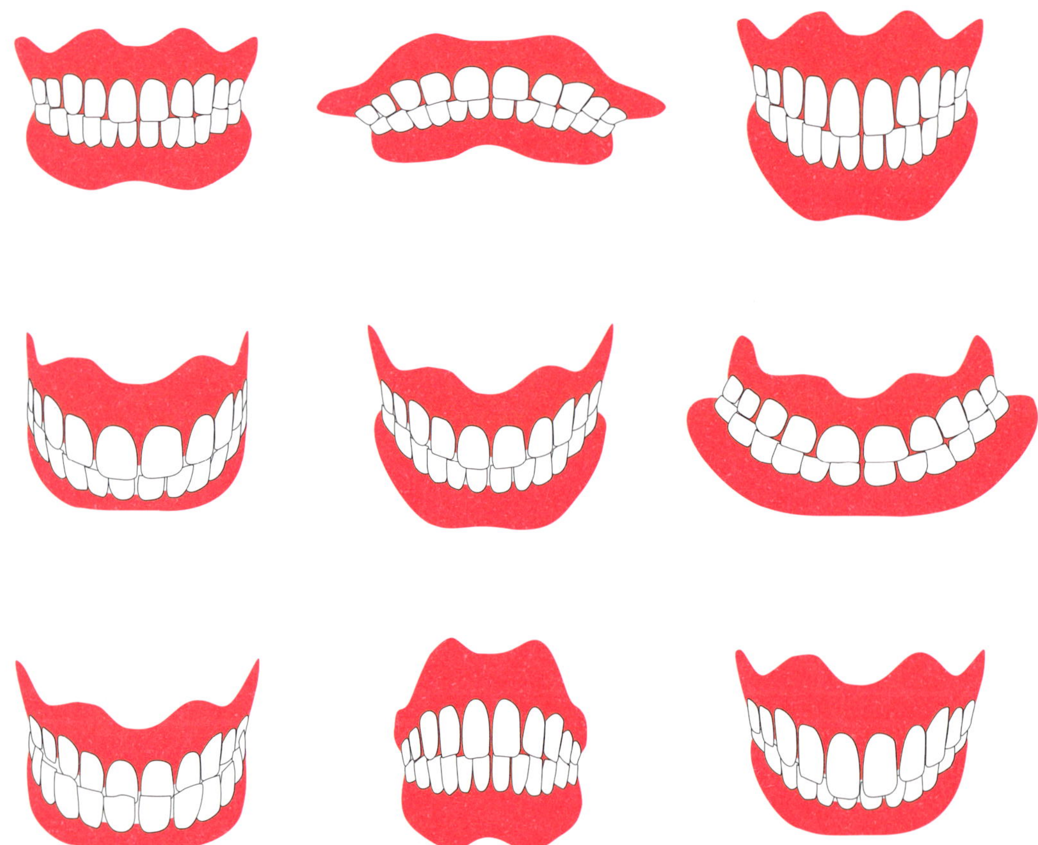

Abb. 4.9 Lachen mit Zähnen, lachen ohne Zähne, lachen mit Demenz und ohne Demenz.

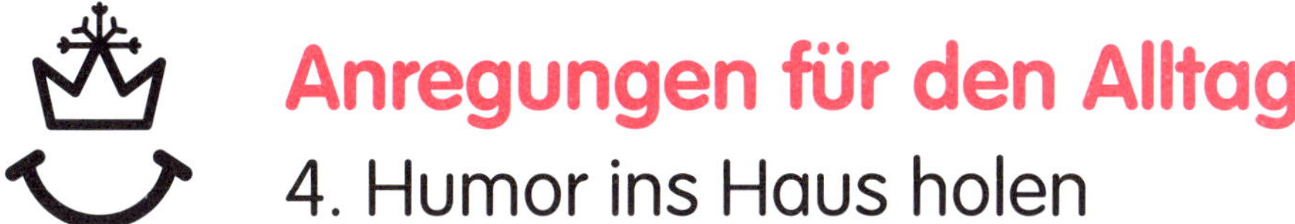

Anregungen für den Alltag

4. Humor ins Haus holen

Die Krankheit Demenz ist mit ihren zahlreichen Symptomen schwer zu verstehen. Also holt man sich Ratschläge ein: Man fragt den Nachbarn, liest die Zeitung, kauft dieses Buch, lässt sich professionell beraten oder wählt eine Demenz-Hilfehotline. Man bekommt schnell das Gefühl, dass alle wissen, was zu tun ist, außer man selbst. Ich als Autor dieses Buches trage zu dieser »Besserwisserei« natürlich ein wenig bei. Die in diesem Buch aufgestellten Regeln habe ich bewusst »die goldenen Designregeln« genannt, um mich selbst ein wenig auf den Arm zu nehmen. Ein Regelwerk kann im Leben nicht funktionieren und ersetzt niemals die eigene Intuition und eine individuelle Lösung.

Tränen lachen

Zum Thema Humor ins Haus holen könnte einem schnell der Hinweis rausrutschen: Lachen Sie doch mal. Jeder, der diesen Satz schon einmal gehört hat, weiß, wie sehr er im eigenem Halse stecken bleiben kann. Den Impuls, den ich Ihnen in diesem Kapitel stattdessen mitgeben möchte, ist der Versuch, sich von allen Regeln und Ratschlägen letztlich wieder freimachen zu können. Fühlen Sie sich traurig, wenn sie traurig sind und lachen Sie, wenn Sie lachen müssen. Bei allem geht es darum, die Krankheit Demenz mit so viel Ernst wie nötig und so viel Leichtigkeit wie möglich zu begegnen. Nicht immer kann man über schöne Momente lachen, da man sich womöglich zu sehr belastet fühlt. Machen Sie sich nicht verrückt, und nehmen Sie die Sachen dann mit Humor, wenn es für Sie stimmig ist.

Einen weiteren Impuls zum Thema Lachen mit Demenz habe ich mit der Oma meiner Freundin erlebt. In einer kleinen Runde wurde ein Witz erzählt, den sie leider nicht mehr verstehen konnte. Da nun alle am Lachen waren, lachte sie zunächst nur verlegen mit. Dann passierte etwas, dass viele kennen: Die ursprüngliche Anekdote verblasst und man wird vom Lachen angesteckt. So war es auch bei uns. Nach kurzer Zeit hatte die gesamte Runde den Grund des Lachens vergessen und so lachten wir, nun gemeinsam und grundlos, einfach weiter.

Eine Praktik, die sich dieses Phänomen zu eigen gemacht hat, ist das Lachyoga. Dort lacht man ausschließlich ohne Grund. Lachyoga wird daher zunehmend auch für Menschen mit Demenz angeboten. Ich habe gelernt, dass man auch mit Demenz bis über beide Ohren lachen kann – mit Grund und ohne Grund.

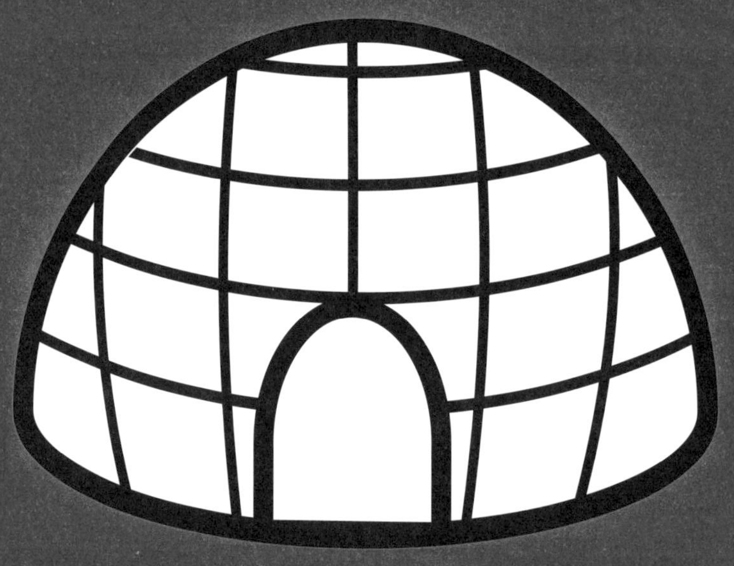

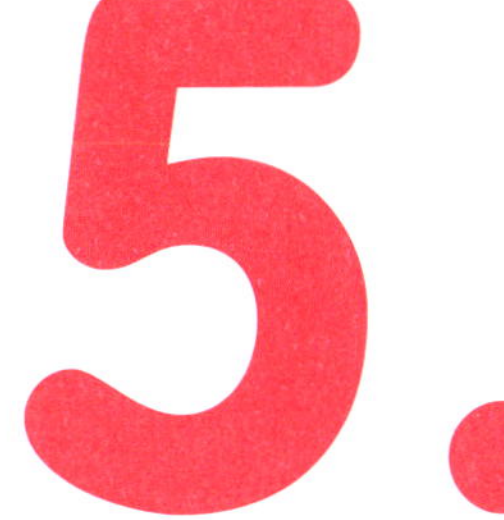

Neue Ideen fürs Alter entwickeln

Ist es nötig, eine neue Sache zu erlernen, sieht man die Irritation im Gesicht eines Menschen mit Demenz. Ist diese Sache jedoch intuitiv zu erleben, strahlen sie und erfassen das Neue mit ihrem ganzen Sein.

Aufgrund der kognitiven Defizite, die eine Demenz mit sich bringt, können Betroffene neue Informationen nur schwer speichern und verarbeiten. Daher finden sie zu ihnen unbekannten Dingen oftmals keinen Zugang. Aus der Angst heraus, Menschen mit Demenz zu überfordern, entwickeln wir neue Ideen nur dann, wenn es wirklich notwendig ist. Lieber greifen wir auf Althergebrachtes zurück. Dabei haben wir eine wichtige Sache noch nicht verstanden.

Menschen mit Demenz können neue Dinge nur mühsam verstehen, die erlernt werden müssen. Doch sie können neue Sachen leicht verstehen, die erlebt werden können. Da Gefühle bei ihnen zunehmend handlungsbestimmend sind, begegnen sie dem Neuen sehr intuitiv und spielerisch. Ohne Scheu nähern sie sich den Dingen an und erschließen das Neue mit ihrer ganz eigenen Art. Oftmals trauen sich Menschen mit Demenz an Dinge heran, die sie ihr ganzes Leben vermieden haben. Beispielsweise kann ein Mann, der sein Leben lang Pinsel und Farbe umgangen hat, im Malen eine vielversprechende Beschäftigung finden, wenn er langsam an diese Tätigkeit herangeführt wird.

Dasselbe Prinzip können wir auf die Raumgestaltung übertragen. Solange neue Dinge emotional und nicht kognitiv erfasst werden können, sollten wir neue Ideen ins Alter bringen. Die spielerischen und freudigen Reaktionen von Menschen mit Demenz zeigen, wie aufgeschlossen sie gegenüber neuen Dingen sind.

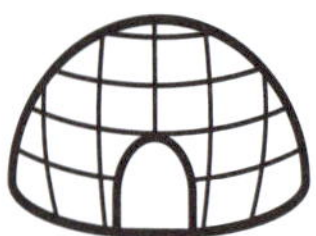

5. Neue Ideen fürs Alter entwickeln
Projektbeispiel: Hosis

Ohrensessel und Stühle mit Arm- und Rückenlehnen bestätigen unser Bild vom steifen und braven Sitzen im Alter. Dabei sitzen ältere Menschen anders als wir. Es ist oftmals ein kurzzeitiges Verweilen an Orten, an denen etwas passiert. Ältere Menschen haben weniger Hemmungen als wir und sitzen einfach dort, wo es ihnen gerade passt. Sie sitzen auf Heizkörpern im Eingangsbereich, auf kleinen Mauern im Garten oder auf einfach nur auf ihrem Rollator im Sonnenschein. Sie benötigen in diesen Momenten weder Rücken- noch Armlehnen. Die Sitzmöglichkeiten, die wir älteren Menschen bieten, sind steif und brav, nicht die Menschen darauf.

Meine »Hosis« – kurz für Hopssitze – bieten die perfekte Sitzgelegenheit für ein kurzzeitiges Verweilen. Mit ihrer frechen Anmutung rechnen sie mit allen Klischees vom Altwerden ab. Sie zeigen, wie man mit einfachen Mitteln Schwung ins Alter bringt und sind dabei ein freches Statement in Zeiten, in denen alles perfekt, makellos und teuer sein muss.

Die Hosis erfahren immer größerer Beliebtheit. Gerne können Sie die entsprechende Do-it-yourself Hosis-Anleitung bei mir bestellen.

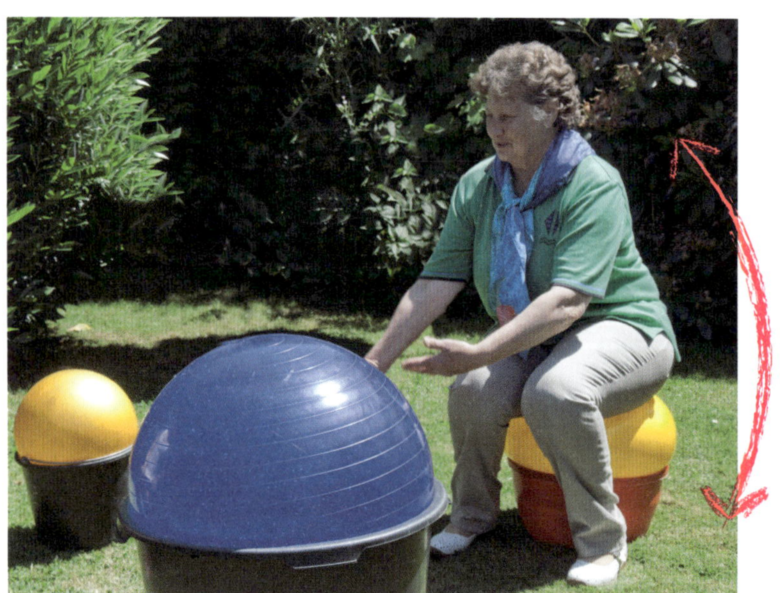

Abb. 5.1 Oma Gerda im Garten der Familie.

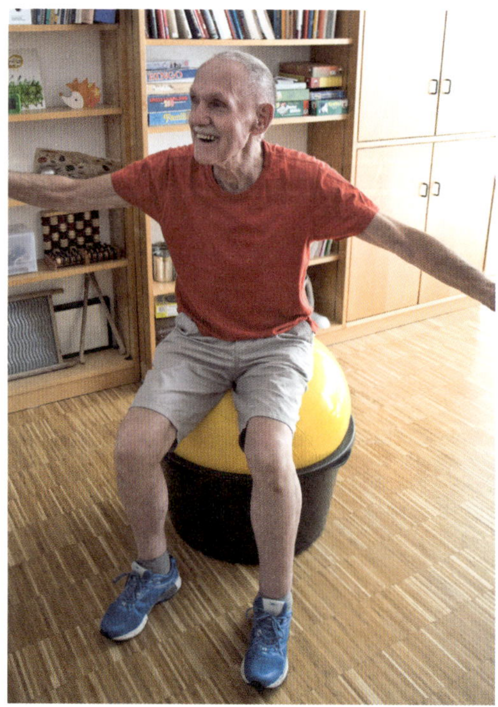

Abb. 5.2 Leo schiebt vorsichtig seinen Rollator zu Seite und hopst voller Freude in der Seniorentagespflege SenTa in Erkrath. Rechts: Margarethe singt: »Hops, hops hops, Pferdchen lauf Galopp«.

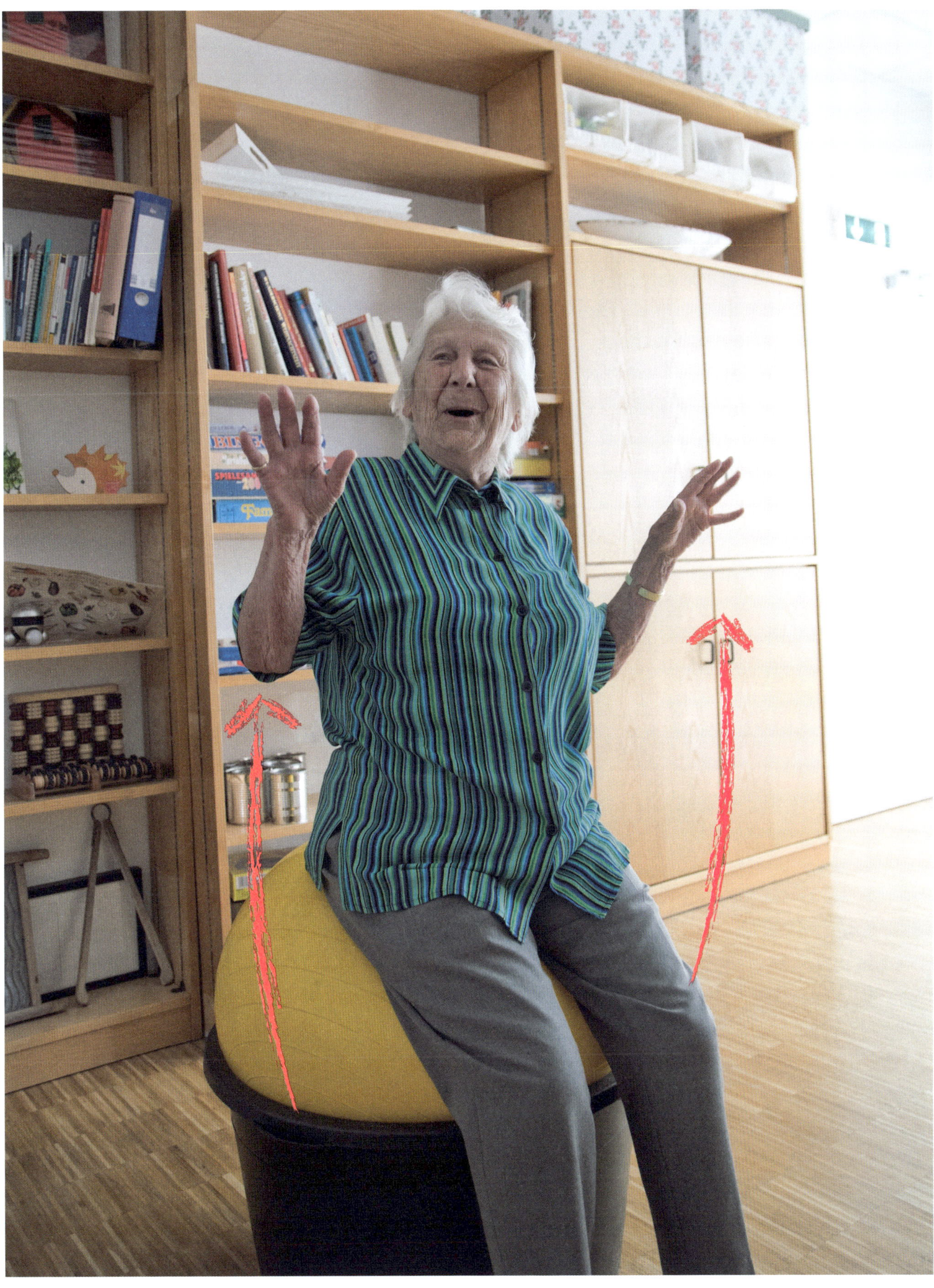

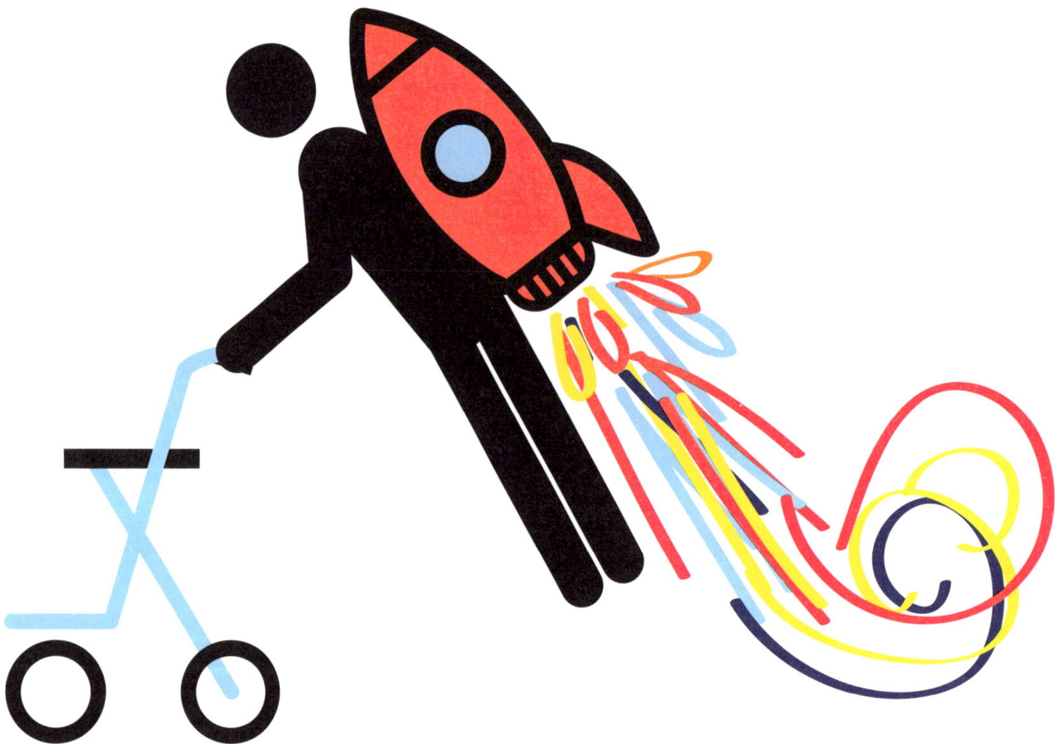

Abb. 5.4 Menschen mit Demenz brauchen zum »Durchstarten« keine bahnbrechenden Ideen. Oft bieten einfache und verständliche Angebote das größte Potential.

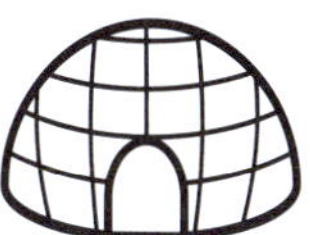

Anregungen für den Alltag

5. Neue Ideen fürs Alter entwickeln

Die Hosis aus dem Projektbeispiel der vorherigen Seiten, haben mir gezeigt, dass viele ältere Menschen offener für neue Ideen sind, als wir vermuten. Das freie Hopsen, die leichtfüßige Teilnahme beim Lachyoga oder ihr unverkrampftes Malen zeigen, dass viele mit zunehmenden Alter offener werden. Auf der anderen Seite möchten beispielsweise die Großeltern meiner Freundin mit uns immer nur zum Chinesen essen gehen. Bloß kein neues Restaurant! Und wenn das Essen auf Rädern mal nicht um Punkt 12 Uhr kommt, dann rebelliert nicht nur der Magen.

Ich habe gelernt, dass auch das Alter voller Widersprüche ist. Einerseits sind Routinen, klare und wiederholende Handlungsabläufe wichtig. Sie bringen Sicherheit und alles außerhalb dieser Sicherheit - logischerweise - verunsichert. Anderseits sind viele Menschen im Alter auch neugierig und offen für neue Erfahrungen. Sie möchten etwas erleben, schließlich sind sie noch mitten im Leben.

Smarties und Chips für Oma

Haben Sie den Mut, auch im Umgang mit Menschen mit Demenz von den gewöhnlichen Ideen abzuweichen und neue Dinge auszuprobieren. Das folgende Beispiel zeigt, dass sogar Chips bei Schluckbeschwerden helfen können. Eine ältere Dame hatte Geburtstag. Aufgrund ihrer Schluckbeschwerden hatte niemand geglaubt, dass sie noch Kuchen essen könne. Dennoch wurde ein bunter Kuchen gebacken – mit Smarties oben drauf. Das Geburtagskind freute sich riesig über den extra bunten Kuchen und aß überraschenderweise ohne Probleme. Die Ergotherapeutin, die den Kuchen gebacken hatte, erkannte, dass die ältere Dame Speisen besonders gut schlucken konnte, wenn sie im Mund laut knackten. Am folgenden Tag gab es sogar Chips. Chips sind selbstverständlich kein Patentrezept gegen Schluckbeschwerden. Vielmehr zeigt dieses Beispiel, dass man im Vorfeld nie wissen kann, was einer Person mit Demenz alles gefallen oder gut tun könnte. Ein hilfreiches Patentrezept daher könnte lauten: Es darf auch mal außergewöhnlich sein.

Jedoch sind auch einige Institutionen vor lauter Erfindungsgeist und/oder Geldgier daran interessiert, unbedingt neue Produkte rund um das hohe Alter zu entwickeln. »Welche Schriftgröße ist für Menschen mit Demenz auf einem Tablet besonders gut zu lesen?« ist eine Frage, die mir häufig gestellt wird. Die Frage, die übrigens nur individuell beantwortet werden kann, nämlich »Ist ein Tablet für eine Person mit Demenz überhaupt geeignet?«, stellen sich viele in ihrem Technikrausch überhaupt nicht mehr. Es muss nicht immer groß, digital und neu sein. Wenn die Dinge einfach und intuitiv zu verstehen sind, spielt es letztlich keine Rolle, ob es digital, knusprig wie Chips oder altbacken ist. Hauptsache es bringt Farbe und Geschmack ins Alter. Dazu würden die meisten Menschen mit Demenz sicherlich so etwas sagen wie: »Yolo!« – nur eben auf ihre ganze eigene Art.

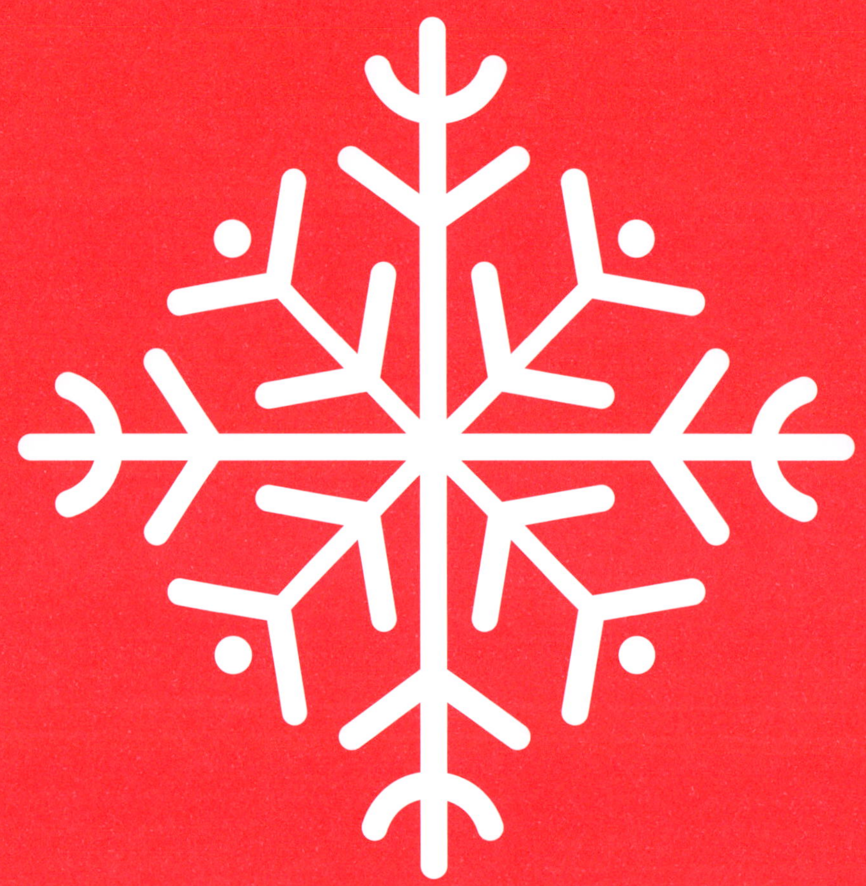

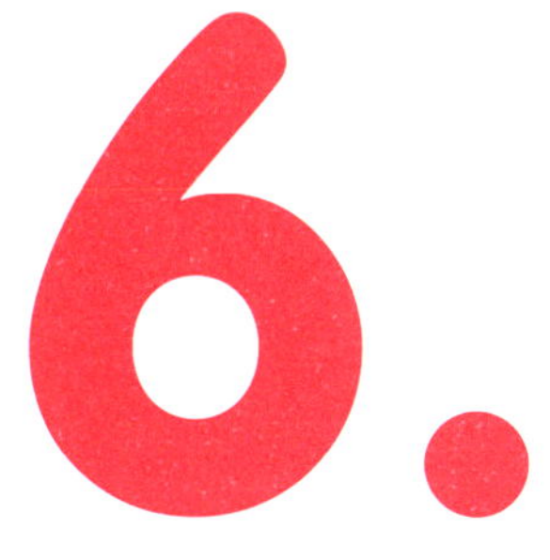

Details schaffen

Kleine Details spielen eine große Rolle. Durch eine detailreiche Raumgestaltung können Menschen mit Demenz auch auf dieser Ebene Anregungen und Orientierungspunkte finden.

Es erfordert viel Feingefühl, für Menschen mit Demenz zu gestalten. Einerseits ist es wichtig, eine klare und wegweisende Umgebung zu schaffen. Auf der anderen Seite brauchen sie eine Umgebung, die Anregungen gibt.

Um ihnen Orientierungsmöglichkeiten und Anregungen überhaupt bieten zu können, müssen wir zunächst verstehen, wie sie unsere Welt wahrnehmen. Zunächst könnte man glauben, dass sich Menschen mit Demenz schnell in Details verlieren. Bei näherer Betrachtung wird jedoch deutlich, sie bei der Betrachtung von Details auch etwas gewinnen können.

Sie können ihre ganze Aufmerksamkeit einem einzigen Detail schenken. Dabei erfassen sie es mit allen Sinnen. Sie schauen es bedächtig an und fahren mit den Händen feinfühlig die Form oder Fläche nach.

Wenn wir bei der Planung von Pflegeeinrichtungen und Krankenhäusern lernen, unseren großen, planerischen Blick zusätzlich auf Details zu lenken, können wir Menschen mit Demenz auch auf dieser Mikroebene begegnen.

Durch eine bewusste Gestaltung von Details können wir zusätzliche Anregungen und sogar Orientierungshilfen kreieren. Bereits eine gezielte Veränderung einer Tapetenstruktur kann eine unbewusste Orientierungshilfe sein. Viele Menschen mit Demenz bewegen sich nämlich über das Berühren der Wände durch den Raum. Durch eine Veränderung der Struktur wird auch auf der haptischen Ebene deutlich, dass ein neuer Teil des Raumes beginnt.

6. Details schaffen
Diverse Projektbeispiele

Bei der Gestaltung für Menschen mit Demenz wird viel Wert darauf gelegt, dass die Umgebung eindeutig gestaltet und schnell erfasst werden kann. In einer absolut eindeutigen Umgebung gibt es jedoch nichts mehr zu entdecken.

Die »Wandschutzsetzkästen« habe ich entwickelt, um Menschen mit Demenz die Chance zu geben, auch in einer klaren Umgebung neue Details entdecken und erkunden zu können.

Viele Wandschutzelemente enthalten Lochbohrungen, die den Schall schlucken und dadurch die Akustik verbessern. Diese Bohrungen werden heutzutage computergesteuert realisiert. Anstelle der kreisförmigen Löcher können auch andere Formen kostengünstig umgesetzt werden. Die Formen meiner Wandschutzsetzkästen greifen die Silouetten von Figuren und Objekten aus Setzkästen älterer Menschen auf und regen zum Anfassen und Entdecken an.

Die rechte Buchseite zeigt die Bandbreite an Details aus meinen unterschiedlichen Projekten für Menschen mit Demenz. Beispielsweise können malerische Strukturen mit dem Finger oder dem Auge nachgefahren werden. Meine »Fliesensitzkissen« hingegen sind der kleinstmögliche Erinnerungsort. Bei der Planung einer Einrichtung ist das bewusste Auswählen von Sitzkissen auch Detailarbeit.

Durch Details können Menchen mit Demenz in ihrer Nähe Anregungen finden, sodass sie bei ihren Erkundungen seltener das Weite suchen müssen.

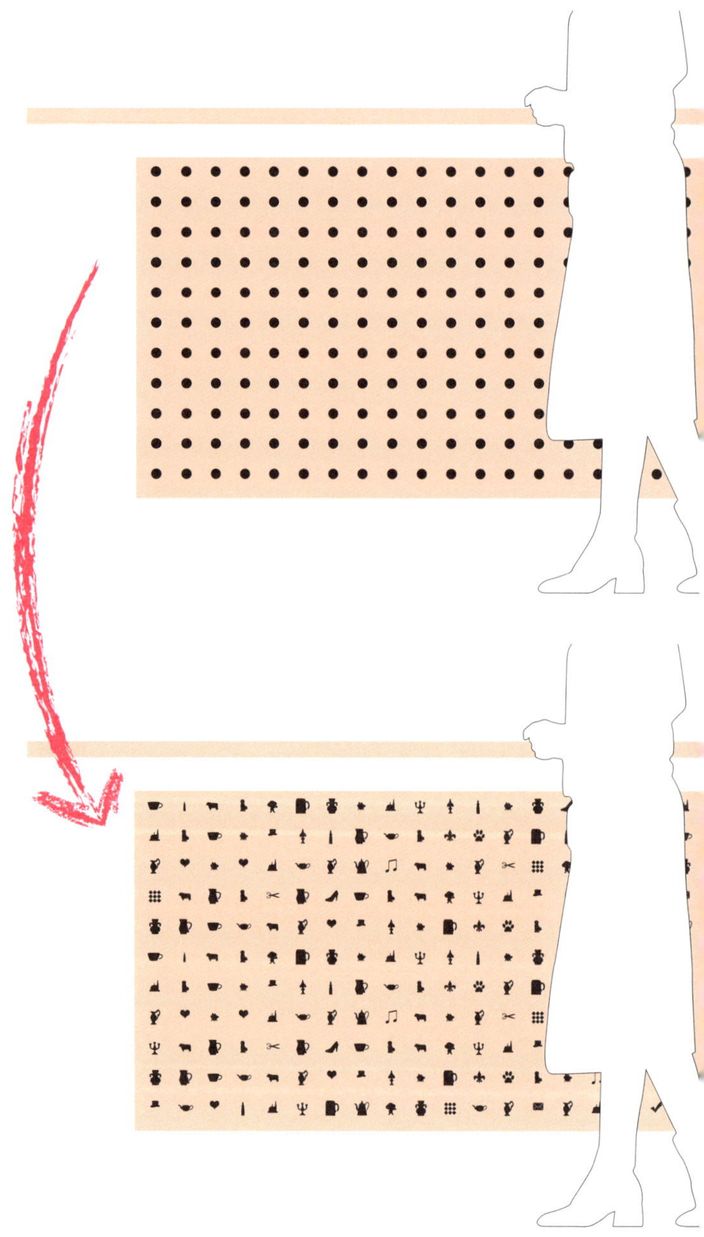

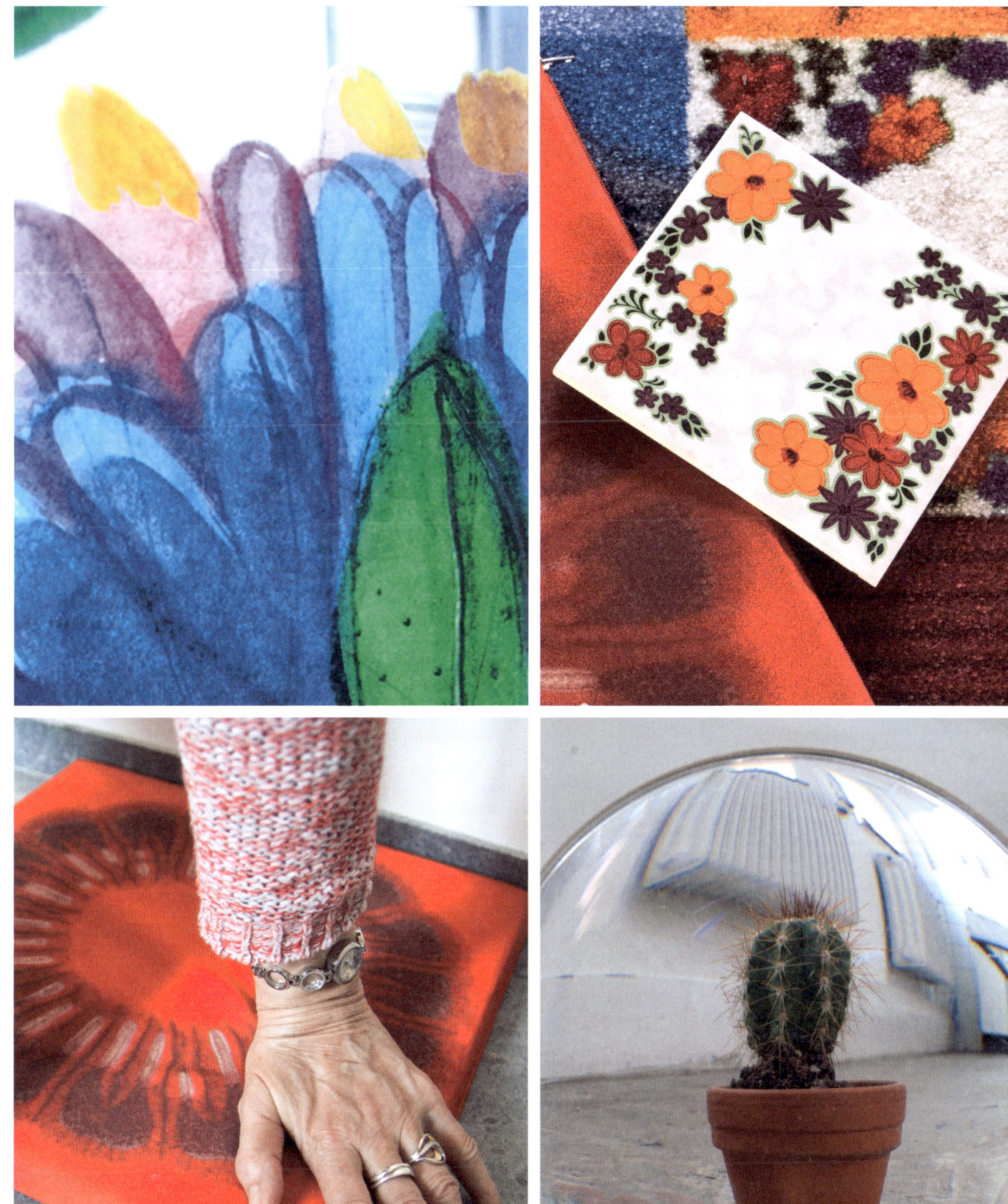

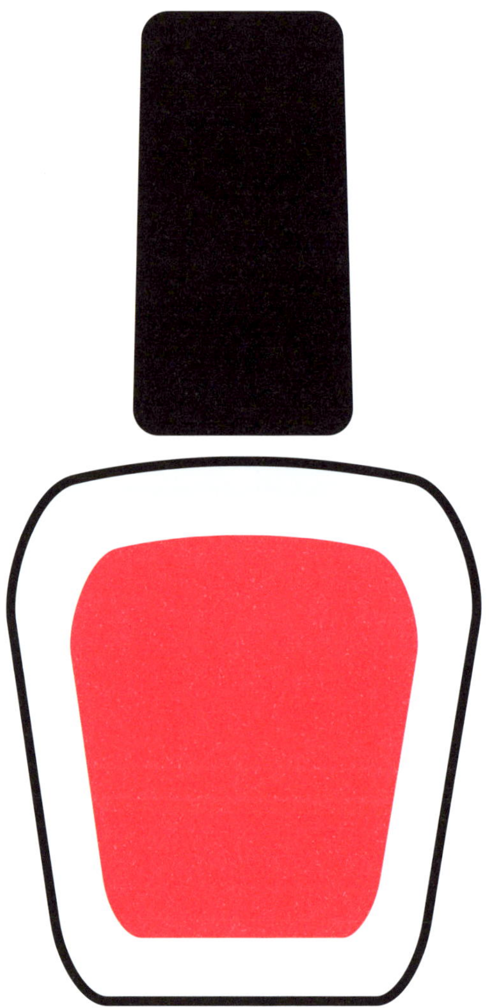

Abb. 6.7 Wer im großen pflegerischen Zusammenhang hin und wieder auf kleine Details achtet, wird sicher das ein oder andere Mal das Herz berühren.

Anregungen für den Alltag

6. Details schaffen

Die Krankheit Demenz lässt den Alltag nicht nur für Betroffene, sondern mehr noch für Angehörige zur Herausforderung werden. Der pflegende Angehörige trägt zusätzlich die volle Verantwortung für ein weiteres Leben. Dinge, die früher selbstverständlich waren, müssen nun von Angehörigen geregelt werden. »Hat sie sich gekämmt? Ist Ihre Bluse frisch? Wir müssen doch gleich los«. Um mit dieser Doppelherausforderung klarzukommen – das eigene Leben zu regeln und das der Betroffenen – setzen Angehörige alles daran, den Überblick zu behalten.

Wer kommt in einem solch hektischen Alltag noch auf die Idee zu fragen, ob die demente Mutter vielleicht noch die Nägel lackiert haben möchte? Zugegebenermaßen, für solche Details wird nicht immer Zeit sein. Wenn wir jedoch erleben, wie bedeutsam solche zwischenmenschlichen Momente sein können, dann schalten auch wir automatisch einen Gang runter und können gemeinsam mit unseren Angehörigen diese Details genießen, die auch ein Leben mit Demenz lebenswert machen.

Rosa Nagellack für Opa Harry

Die Idee des Nägellackierens ist als allgemeiner Impuls gedacht und muss nicht eins zu eins auf jede Person im Alter übertragen werden. Ich glaube, dass Opa Harry vermutlich auch im Alter auf kleine rosa Details auf seinen Nägeln gerne verzichten würde. Vielmehr ist der Nagellack als Symbol zu verstehen, das anregen soll, auf individuelle Details im Alltag älterer Menschen Wert zu legen. Was könnte Opa Harry gut tun und was Brigitte?

Auch auf der körperlichen Ebene lassen sich Details schaffen. Ein Erlebnis mit meiner eigenen Oma zeigte mir, wie bedeutsam kleine körperliche Details sein können. Sie war die größte Zeit ihres Lebens recht distanziert. Bereits eine Umarmung schien ihr zu viel zu sein. Dafür war ihr das regelmäßige Händegeben zur Begrüßung wichtig. Je älter sie wurde, desto mehr erkannte ich die Bedeutung, die ein vermeintlich einfacher Händeschlag für sie hatte. Es war ihre eigene kleine Möglichkeit, Nähe zuzulassen. Als mir das bewusst geworden war, steckte auch ich mehr Liebe in diese Geste. Ich fasste mit meiner zweiten Hand ihr Handgelenk an und hielt den Händekontakt bewusst länger, als man es gewohnt ist. Nicht umsonst deutet die Redewendung »Jemanden etwas in die Hände legen« an, wie vertrauensvoll ein Händedruck sein kann. So hielten wir bei jeder Begegnung unser Herz in der Hand und schufen beide bewusst kleine Details von großer Bedeutung.

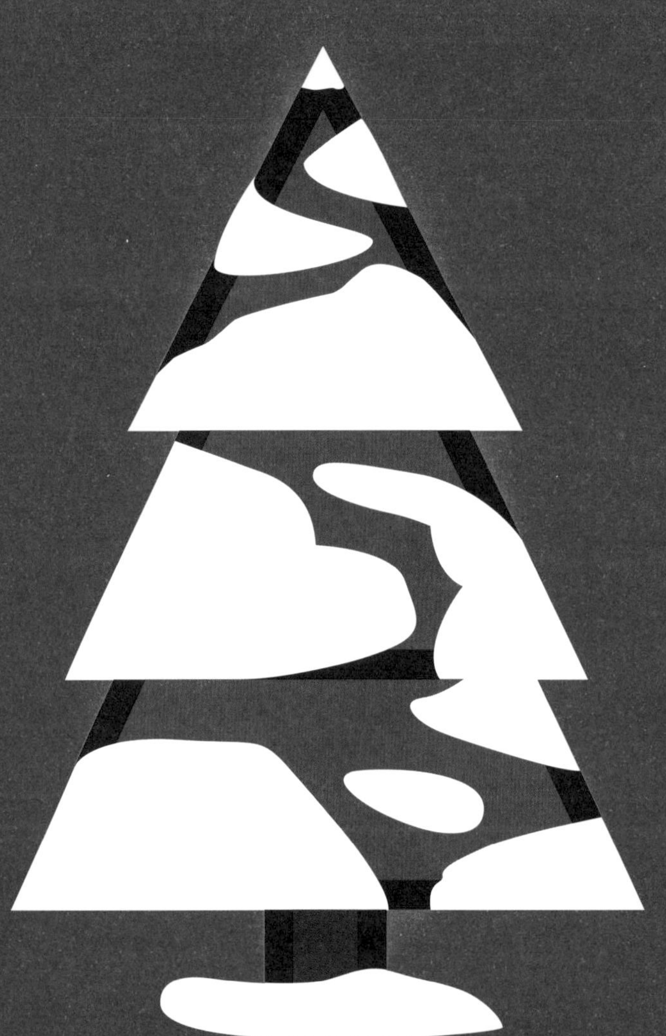

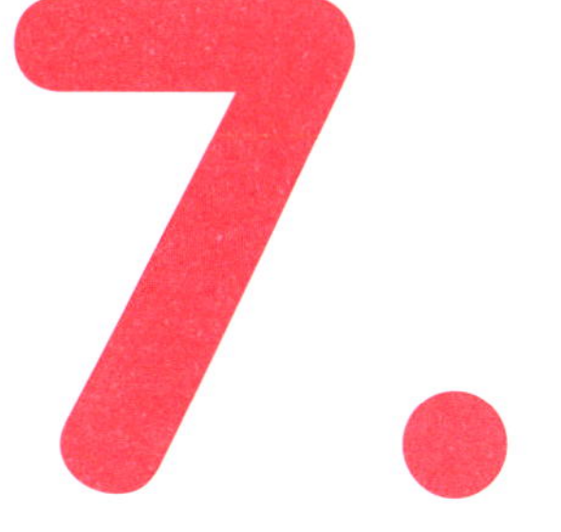

Intuitive Orientierungshilfen bieten

Eine identitätsstarke Umgebungsgestaltung erleichtert die Orientierung im Raum. Markant gestaltete Orte sind oft unbewusste Orientierungspunkte.

Menschen mit Demenz haben Schwierigkeiten, sich in Zeit und Raum zu orientieren. Es kann zur Hürde werden, das eigene Zimmer oder die Toilette im neuen »Heim« zu finden. Um dem entgegenzuwirken, sind viele Pflegeeinrichtungen und Krankenhäuser bemüht, Orientierungshilfen zu gestalten. Es ist allgemein bekannt, dass Demenzbetroffene Probleme beim Lernen und Speichern von neuen Informationen haben. Daher werden vielerorts Flure und Etagen mit unterschiedlichen Farben versehen. In der Idee, mit Farben einfache Orientierungshilfen zu schaffen, liegt die fehlerhafte Annahme, dass Farben sich leicht einprägen lassen. Tatsächlich sind reine Farbflächen schwer zu merken und noch schwieriger voneinander zu unterscheiden.

Leitsysteme von Krankenhäusern oder Pflegeeinrichtungen zu verstehen ist selbst für mich als Kommunikationsdesigner oft eine Herausforderung. Solche systemischen Orientierungshilfen sind für Menschen mit Demenz völlig ungeeignet. Die beste und einfachste Orientierungshilfe ist eine abwechslungsreiche und identitätsstarke Umgebung. Je eindeutiger wir unsere Umgebung gestalten, desto besser können wir uns in ihr zurechtfinden. Um sich orientieren zu können, sucht man, wie in einem Labyrinth, nach markanten Orten oder Objekten, an denen sich die häufig gleichbleibende Umgebung unterscheiden lässt. Dieses Prinzip greifen viele Beschreibungen von Wanderwegen auf. Der Wanderweg wird auf Karten oder in Texten anhand markanter Bäume, Burgen oder anderer eindeutiger Orte erklärt und beschrieben.

Das Labyrinth Krankenhaus/Pflegeeinrichtung bietet in der Regel wenige solcher markanten Orientierungshilfen. Die Flure sind weiß, die Zimmertüren gleich. Im Flur ist nicht erkennbar, welche Tür ins eigene Zimmer, zur Toilette oder hinaus führt. Eine identitätsstarke Flurgestaltung hingegen ermöglicht es auch Menschen mit Demenz, sich zurechtzufinden, ohne dass sie Farbcodierungen oder andere komplexe Regelwerke verstehen müssen.

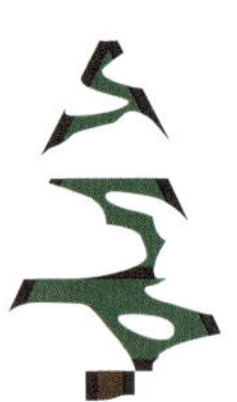

7. Intuitive Orientierungshilfen bieten Projektbeispiel: Unbewusstes Orientierungssystem

Menschen mit Demenz verlassen das Krankenhaus – bezogen auf ihre Demenz – oftmals in einem verschlechterten Zustand. Als Gestalter habe ich mir die Frage gestellt, was die Gründe dafür sind. Ausgehend von meinen Beobachtungen und Gesprächen mit Demenzexperten, habe ich unter dem Namen »Demenzgerecht genesen im Krankenhaus« ein Konzept zur demenzsensiblen Umgestaltung von Krankenhäusern im Bestand entwickelt.

Das von mir entwickelte »Unbewusste Orientierungssystem« stammt aus diesem Konzept. Es ermöglicht auch Menschen mit Demenz, sich in den langen Krankenhausfluren zurechtzufinden. Der Flur wird in diesem Konzept so gestaltet, dass sich das Innere der Räume bereits in der Flurgestaltung widerspiegelt. Beispielsweise ragen die weißen Bodenfliesen der Toilette unter der Tür in den Flur hinein und kennzeichnen so auch ohne Beschilderung den Sanitärbereich. Für andere Patienten kennzeichnet das Herz in der Toilettentür oder das über der Tür gelagerte Toilettenpapier den Sanitärbereich.

Selbst die sonst sterilen und monotonen Wandschutzelemente tragen zur Orientierung bei, indem sie die Ästhetik der Räume in den Flur übertragen. Zum Beispiel erinnern die Wandschutzelemente vor dem Gemeinschaftsraum an Spielbretter bekannter Gesellschaftsspiele und kommunizieren bereits vor der Tür: In diesem Raum werden Gesellschaftsspiele gespielt. Dieses System ist auch ohne das Lesen von Schildern oder das Deuten von Piktogrammen verständlich.

Die in diesem Konzept entwickelten »Formenhandläufe« weisen durch eine leichte Krümmung im Handlauf intuitiv in wichtige Räume und lenken andersherum von nicht zugänglichen Räumen ab. Durch unterschiedliche Formen beeinflussen die Formenhandläufe die Haltung der Senioren und durchbrechen somit die monotonen Bewegungsabläufe in langen Fluren.

Zahlreiche Orientierungspunkte vermitteln Informationen über die Sinne. Die kühle Keramik einer Fliese befindet sich in der Nähe des Bads, das Quietschen eines alten Nudelholzes hört man vor dem Speisesaal und der Duft von Seife richtet die Aufmerksamkeit auf die Toilettentüren.

Besonders die Formenhandläufe birgen aus meiner Sicht ein hohes Innovationspotential. Bei Interesse können Sie mich gerne kontaktieren.

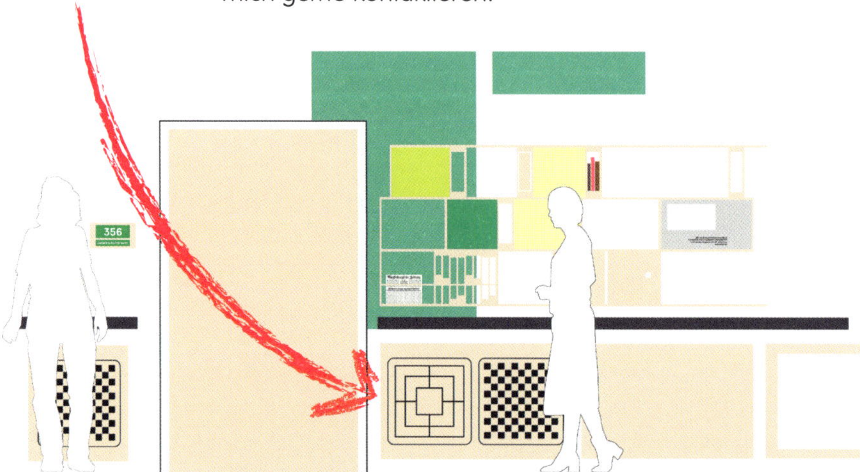

Abb. 7.1 So können Krankenhäuser auch aussehen: orientierungsstark und anregend.

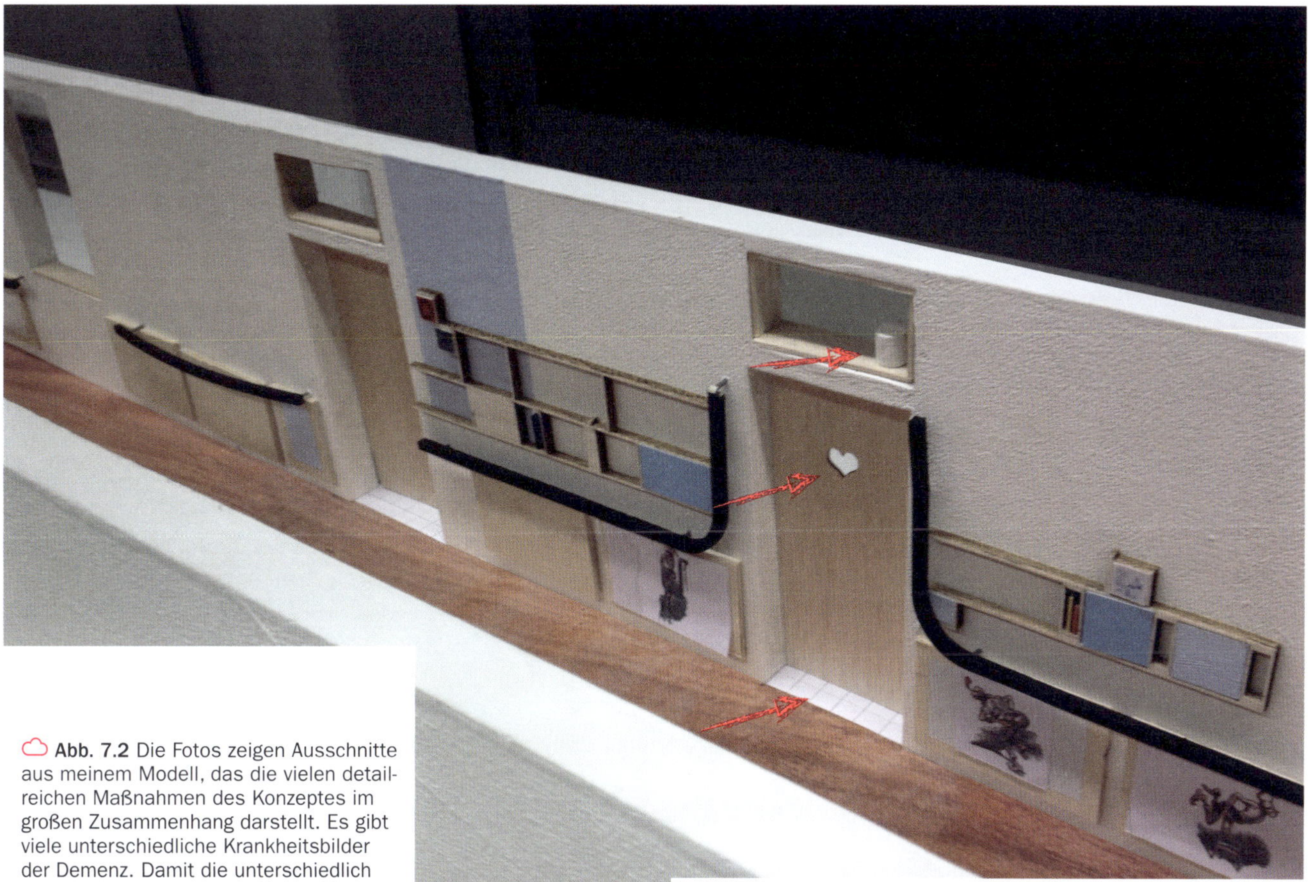

Abb. 7.2 Die Fotos zeigen Ausschnitte aus meinem Modell, das die vielen detailreichen Maßnahmen des Konzeptes im großen Zusammenhang darstellt. Es gibt viele unterschiedliche Krankheitsbilder der Demenz. Damit die unterschiedlich erkrankten Patienten ihren eigenen Zugang zu den Räumlichkeiten finden können, weisen verschiedene Orientierungspunkte auf den selben Raum hin.

Abb. 7.3 Ein schmales Schienensystem wächst rhythmtisch durch den Krankenhausflur und nutzt den schmalen Raum zwischen Wand und Handlauf zur flexiblen Positionierung von Anregungen und Orientierungspunkten. Unten: Seifen oberhalb der Toilettentür bieten einen Orientierungspunkt, der über die Nase wahrgenommen werden kann.

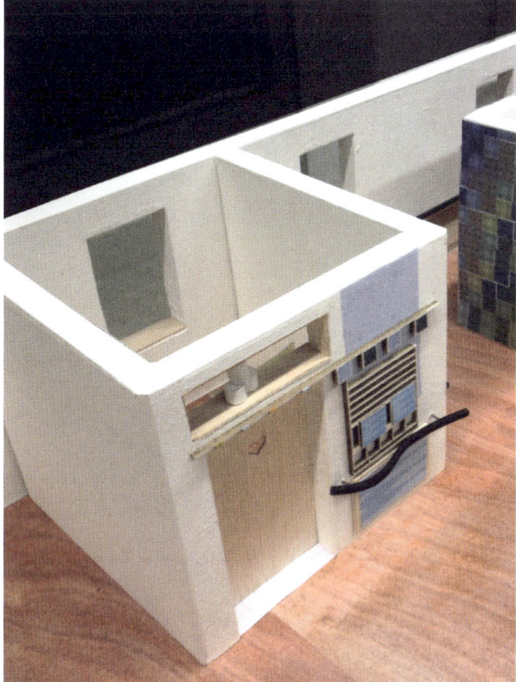

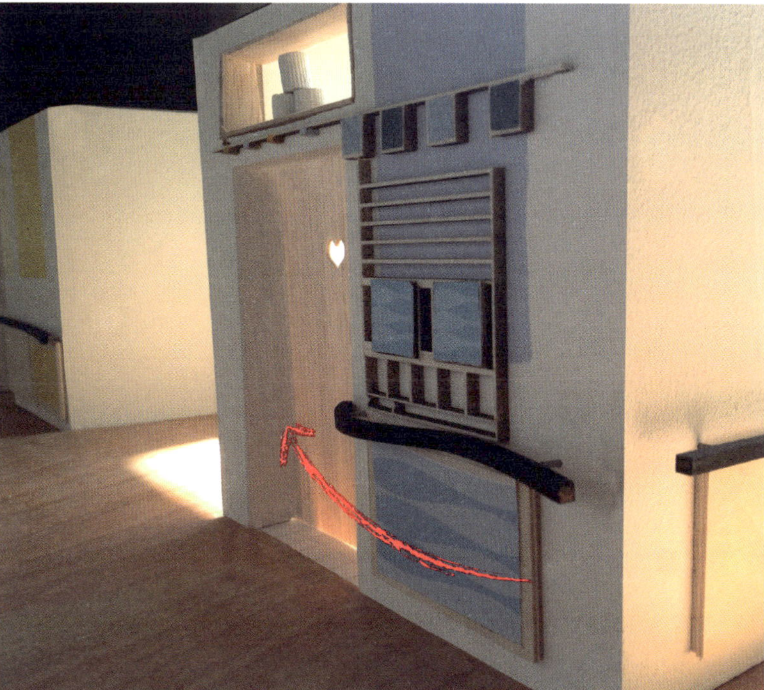

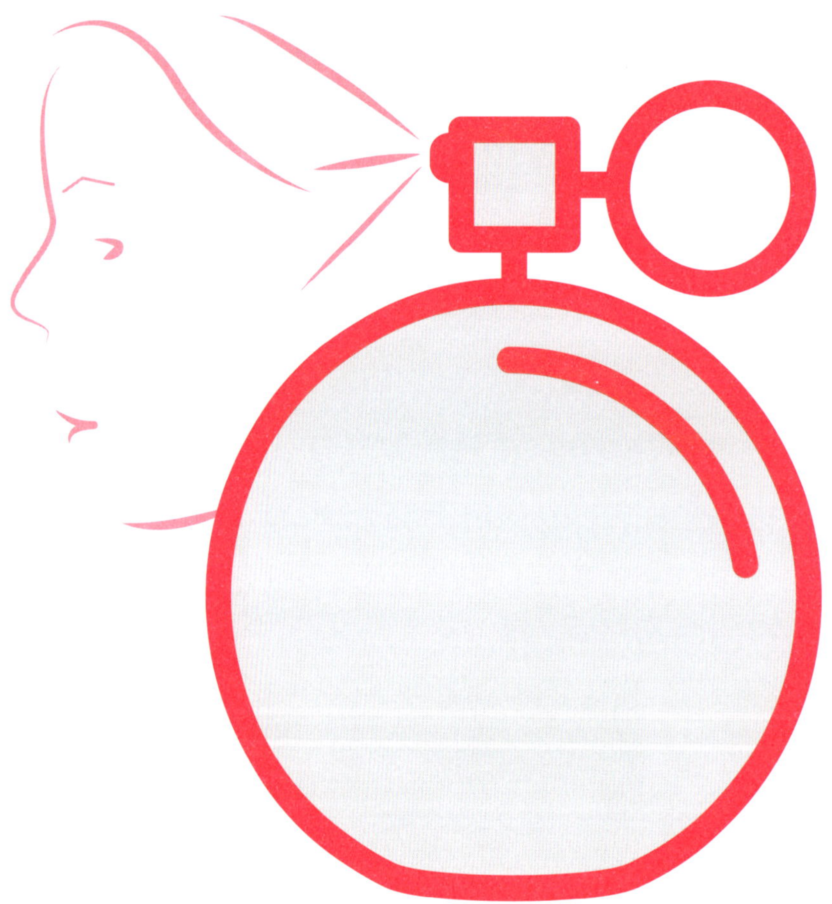

Abb. 7.4 Ein vertrautes Parfum kann einen hohen Wiedererkennungswert haben.

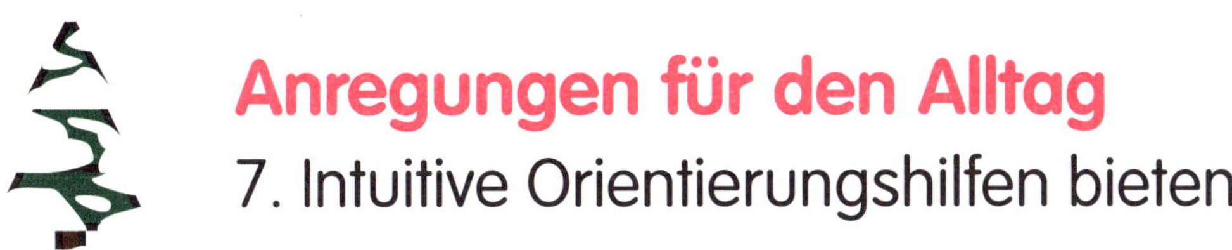

Anregungen für den Alltag

7. Intuitive Orientierungshilfen bieten

Der Wunsch nach einer verständlichen Orientierungshilfe für Menschen mit Demenz besteht vor allem bei der Ausschilderung der Toilette. Zahlreiche gut gemeinte Toilettensymbole und -fotos schmücken heutzutage entsprechende Türen. An dieser Stelle frage ich mich, ob ein Zeichen, ein Foto oder ein Symbol im eigenen Zuhause wirklich mehr Orientierung bietet als die eigene vertraute Toilettentür, die man jahrezehntelang mehrmals täglich benutzt hat. Ich glaube, dass bei dieser Problematik schnell zwei Symptome der Demenz zu einem Problem zusammengefasst werden. Auf der einen Seite kommt es bei einer Demenz zu Orientierungsschwierigkeiten. Bei einer schweren Demenz ist jedoch jede betroffene Person auch inkontinent. Daher sollten wir uns als Angehörige fragen, ob die zunehmende Inkontinenz wirklich mit den Orientierungsschwierigkeiten zu tun hat, oder ob sie stattdessen ein weiteres Symptom der Demenz ist.

Das Klo vor lauter Schildern nicht mehr sehen

Statt vor der Badezimmertüre einen Schilderwald zu installieren, kann man beispielsweise die Türe offen stehen lassen. Ein automatischer Lufterfrischer im Bad kann mit einem typischen Badduft zur Orientierung beitragen. Außerdem sollte der Toilettensitz genügend Kontrast zum Toilettenboden haben, damit die Toilette auch mit schwachen Augen noch wahrgenommen werden kann.

Wenn das eigene Klo dennoch nicht mehr gefunden wird, brauchen Sie nicht Ihre Nachmittage damit zu verbringen, Toilettenschilder zu gestalten. Es gibt viele hilfreiche Inkontinenzprodukte für das Alter, die in fortgeschrittenen Stadien einer Demenz besser wirken, als das größte und eindeutigste Toilettenschild.

Mit dem Fortschreiten der Erkrankung haben Menschen mit Demenz jedoch nicht nur Probleme, sich »örtlich« zu orientieren. Durch den Abbau der geistigen Fähigkeiten, werden zunehmend auch Angehörige seltener erkannt. Als Angehörige können wir mit einfachen Mitteln zwischenmenschliche Orientierungshilfen schaffen. Wir können z. B. bei unseren gemeinsamen Begegnungen ein Parfum tragen, dass wir schon seit langer Zeit nutzen und dessen Duft unser Angehöriger mit uns verbindet. Oder wir tragen unser Lieblingskleidungsstück; den blauen Pullover, von dem Oma immer sagte, dass er mir so gut stehen würde. Viele dieser intuitiven Orientierungshilfen bieten wir aufgrund unser Individualität automatisch an. Vielleicht ist es unsere Art zu gehen, oder die Art, wie wir Berührungen austauschen, die noch so vertraut erscheint wie vor vielen Jahren.

Wenn wir mal nicht erkannt werden, kann es hilfreich sein, uns kurze Zeit später noch einmal zu begegnen. An manchen Tagen hilft jedoch alles nichts. Dann erleben wir die Bitterkeit der Krankheit – und das kann sehr schmerzhaft sein.

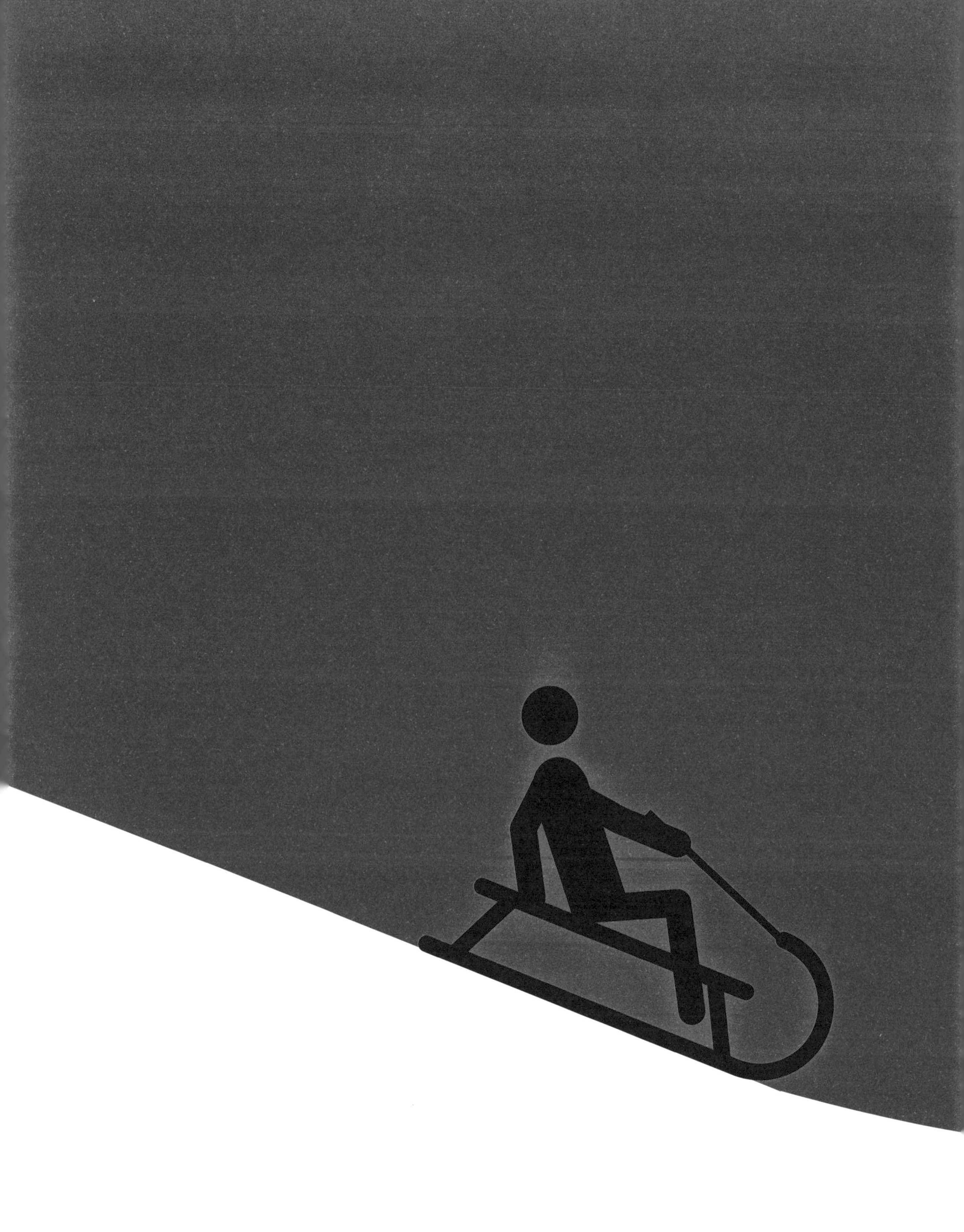

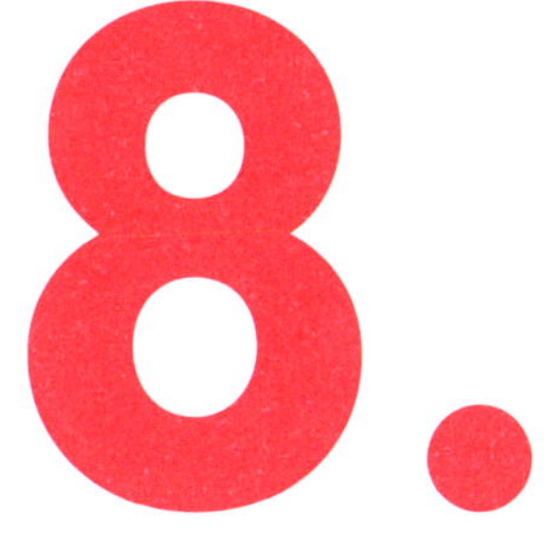

Körper und Geist aktivieren

Eine aktivierende Umgebung bietet die Chance, Menschen mit Demenz körperlich und geistig zu fördern, statt sie mit anstrengenden Bewegungs- und Gedächtnistraining zu überfordern.

Menschen mit Demenz sind abhängig von den Angeboten, die wir ihnen machen. Einige Betroffene haben einen starken Bewegungsdrang. Sie würden sich aber ohne den Zuspruch von Pflegern und Angehörigen viel zu wenig bewegen. Dieser Bewegungsmangel hätte drastische Auswirkungen auf den Gesundheitszustand. Auch geistig müssen Menschen mit Demenz in Bewegung bleiben, um dem Abbau der kognitiven Fähigkeiten entgegenzuwirken.

Durch eine aktivierende Umgebungsgestaltung haben wir die Chance, Menschen mit Demenz spielerisch körperlich und geistig in Bewegung zu halten. Ein Spaziergang im Innenhof und das Pflücken von einigen Nutzkräutern im Hochbeet sind für den Geist und Körper ähnlich stimulierend wie ein beschwerliches Gedächtnistraining mit einem anschließenden und anstrengenden Bewegungstraining im Treppenhaus.

Das bewusste Trainieren von Körper und Geist kann mühsam sein und macht Betroffenen oft keinen Spaß. Durch die Integration von anregenden Maßnahmen in der Umgebungsgestaltung haben wir die Chance, Menschen mit Demenz unbeschwert körperlich und geistig zu fördern.

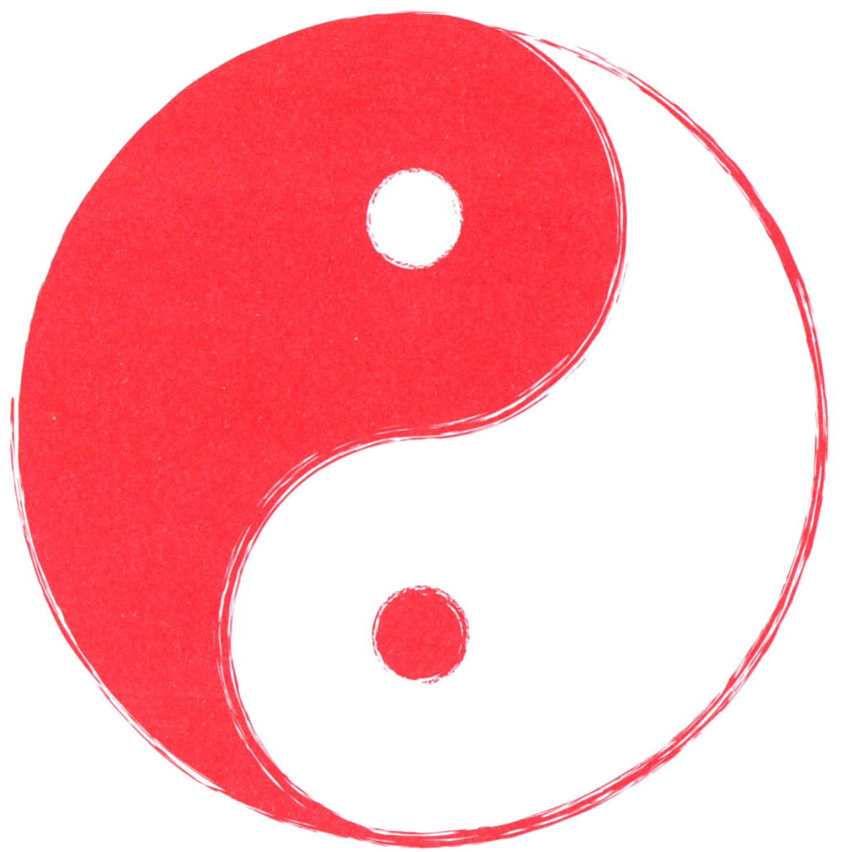

Abb. 8.1 Yin und Yang, Oma und Opa, krank und gesund. Viele Aspekte des Lebens bestehen aus zwei Gegenpolen, die nach Balance streben.

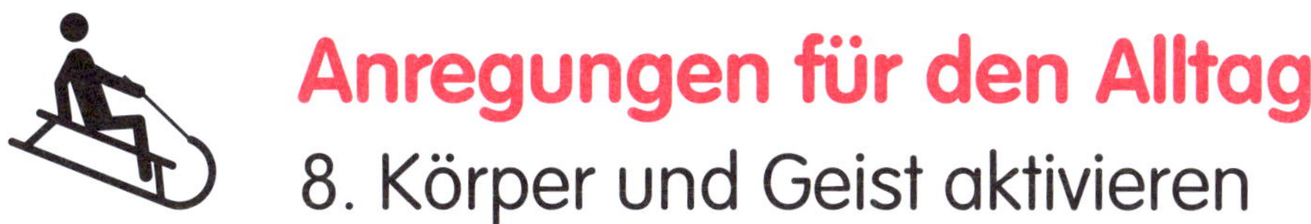

Anregungen für den Alltag

8. Körper und Geist aktivieren

Yin und Yang stehen in der chinesischen Philosophie für zwei entgegengesetzte und sich dennoch vereinende Kräfte. Yin ist der empfangende, der weibliche und der passive Pol des ewigen Gleichgewichts. Yang steht für den gebenden, den männlichen und den aktiven Teil dieser Einheit. Außerdem kann Yin mit dem Körperlichen und Yang mit dem Geistigen in Verbindung gebracht werden. Wenn ich die linke Abbildung sehe, stelle ich mir die Frage, ob wir im Gleichgewicht von Körper und Geist, im Gleichgewicht von Anspannung und Entspannung sind? Falls ja, besteht dieses Gleichgewicht auch im Alter noch? Wer oder was hält uns in Balance, wenn bei einer Demenz der geistige oder der körperliche Aspekt an Gewicht verliert?

Eine reife Leistung

Besonders Menschen mit Demenz benötigen unser Hilfe, um weiterhin in Balance sein zu können. Wenn unsere Ideen und unser Engagement für ein Gleichgewicht im Alter sorgen sollen, müssen wir kritisch auf unsere eigene seelische und körperliche Balance blicken. Sind wir als Gesellschaft überhaupt im Gleichgewicht? Leider nein. Ein Großteil von uns befindet sich nämlich im ständigen Leistungsmodus. Mit unserem überbetonten Yang übertragen wir diese Leistungsanforderungen schnell auf das Alter. Wir glauben, ältere Menschen durch das Fordern von Leistung fit halten zu können. Mir wurde von einer älteren Dame berichtet, die große Angst vor der Gruppenstunde in der Tagespflege hatte, weil dort immer wieder Gedächtnistrainings praktiziert wurden, die Allgemeinwissen abfragten. Es ist erschreckend, dass selbst Menschen im Alter noch einem Leistungsdruck ausgesetzt sind.

Wir sollten uns bewusst machen, dass das Gedächtnis auch trainiert wird, wenn wir schöne Erinnerungen wecken, damit wir nicht in der fordernden Routine enden, ständig nur Wissen abzufragen. Außerdem belegen viele Studien, dass z. B. Tanzen im Alter sich positiv auf Körper und Geist auswirkt. Eine andere leistungsfreie Form von aktiver Entspannung ist Qigong. »Qigong regt neue Handlungsabläufe an und fördert sowohl geistige als auch körperliche Aktivitäten«, berichtete mir die Psychologin Monika Wilhelmi, die diese meditative Bewegungs- und Konzentrationsform auch für Menschen mit Demenz anbietet.

Wer erleben möchte, wie fordernd die Bewältigung des Alltags für Menschen mit Demenz ist, sollte umbedingt den Parcours »Hands-on Dementia« testen. Der Parcours macht die Symptome einer Demenz erlebbar. Nach dieser Erfahrung habe ich erkannt, dass es viel mehr Spaß und einfache Aktivitäten braucht, um das Gleichgewicht von Yin und Yang im Alter aufrecht erhalten zu können.

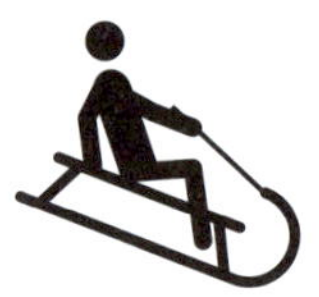

8. Körper und Geist aktivieren
Projektbeispiel: Räumliche Volksweisheiten

Mein Projekt »Demenzgerecht genesen im Krankenhaus« ist ein umfangreiches Konzept zur demenzsensiblen Umgestaltung von Krankenhäusern. Ein besonderes Augenmerk liegt dabei auf der Gestaltung der langen Krankenhausflure. Für Menschen mit Demenz ist der Krankenhausflur mehr als ein Durchgangsort: Er ist zentraler Aufenthalts- und Kommunikationsort.

Ein schmales und flexibles Schienensystem bietet die Grundlage für eine körperlich und geistig aktivierende Flurgestaltung. Dieses Schienensystem nutzt den schmalen Raum zwischen Wand und Handlauf aus. Mit 9 cm Tiefe bietet es genügend Platz für eine Gestaltung des Flures bei gleichzeitiger Einhaltung der Fluchtwegbestimmungen. Sämtliche Materialien sind schwer entflammbar und leicht zu reinigen.

Die Trägerkonstruktionen dieses Schienensystems wachsen in unterschiedlichen Formen durch den Flur und können mit zahlreichen Elementen ausgestattet werden, die

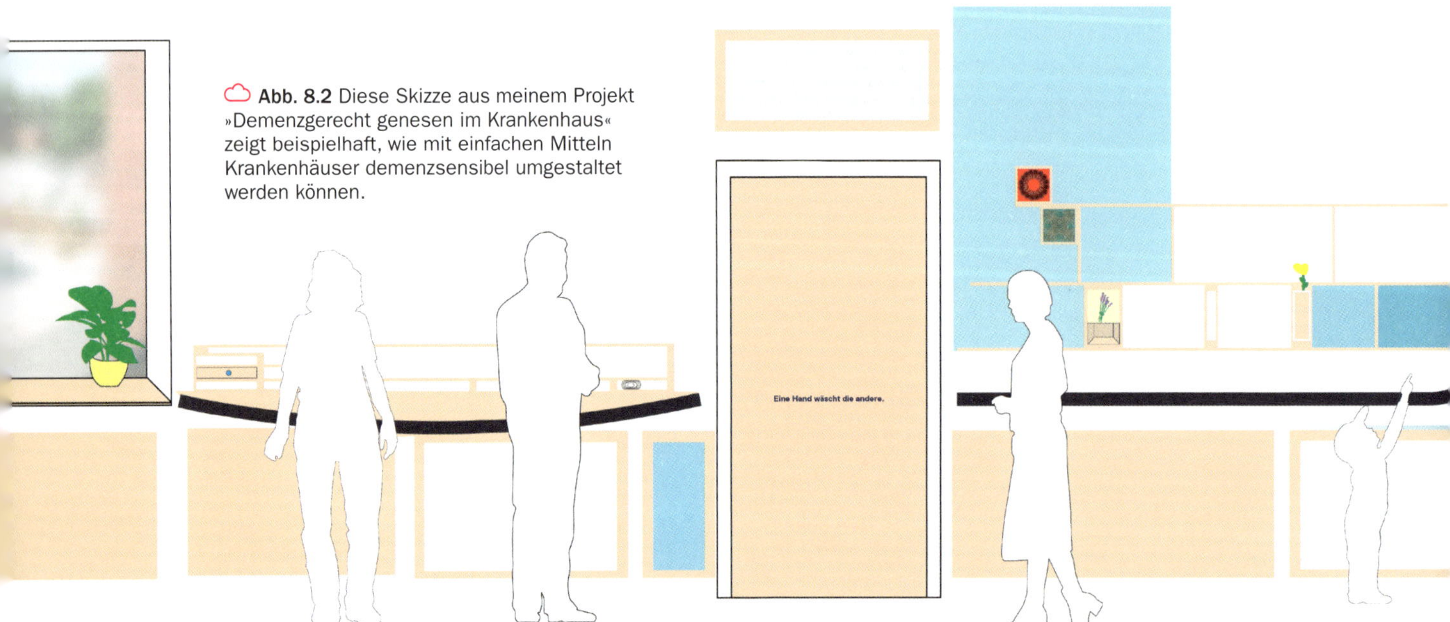

Abb. 8.2 Diese Skizze aus meinem Projekt »Demenzgerecht genesen im Krankenhaus« zeigt beispielhaft, wie mit einfachen Mitteln Krankenhäuser demenzsensibel umgestaltet werden können.

Lieber ein Ende mit Schrecken, als ein Schrecken ohne

Menschen mit Demenz während ihrer Krankenhausaufenthalte oder im Alltag in Pflegeeinrichtungen körperlich und geistig in Bewegung halten.

Die »räumlichen Volksweisheiten« sind ein Teil dieses Systems. Auch in fortgeschrittenen Stadien einer Demenz sind Volksweisheiten und Volkslieder wie auf Knopfdruck abrufbar. Es macht Menschen mit Demenz Spaß, bekannte Sprüche zu ergänzen. Einzelne Textpassagen werden auf Aludibondtafeln im Schienensystem positioniert, sodass zunächst jeweils nur der erste Teil des Spruches im Raum zu lesen ist. Der zweite Teil läuft um die Ecke. Die Sprüche können entweder im Kopf durch die Erinnerung oder durch das Herumlaufen vervollständigt werden. Es ist sehr schön mit anzusehen, wie viel Spaß Menschen mit Demenz am Sprechen und Ergänzen von Volksweisheiten haben.

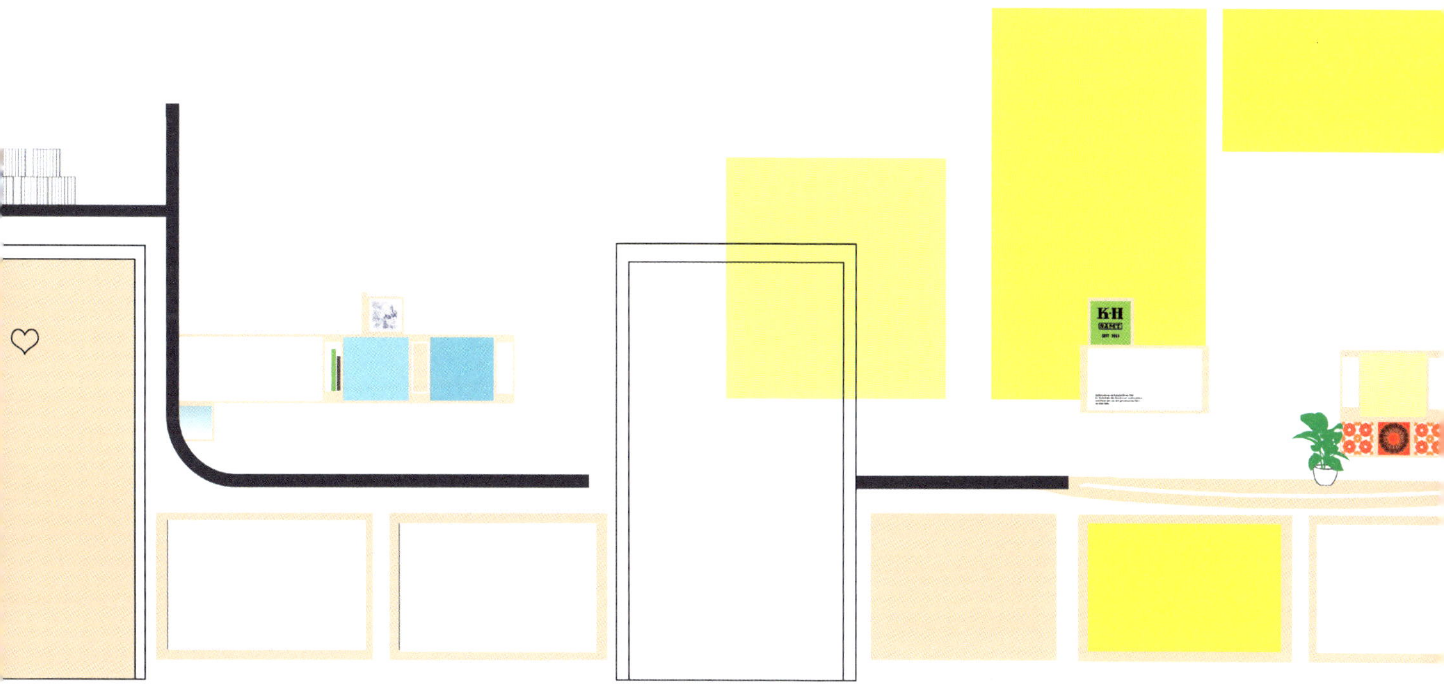

Ende.

Abb. 8.3 Haben auch Sie »um die Ecke gedacht« und den Spruch »Lieber ein Ende mit Schrecken, als ein Schrecken ohne Ende« bereits auf der vorherigen Seite im Kopf vervollständigt?

Ich nehme das obere Ende zum Anlass, diesen Buchteil hiermit abzuschließen. Ich bedanke mich an dieser Stelle für ihre Aufmerksamkeit.

Anhang

Impressum

Autor:
M.A. Frank Hildebrandt
+49 157 / 861 59 271
mail@frank-hildebrandt.com
www.frank-hildebrandt.com

Illustrationen und Bildmaterial:
Frank Hildebrandt

Layout: Frank Hildebrandt

Druck: Druckerei Hanstein GmbH, Fellbach

Danke!
Vielen Dank an Ton, Moni und Jessi. Ihr habt mich in den richtigen Momenten auf den Kopf gestellt.

www.medhochzwei-verlag.de

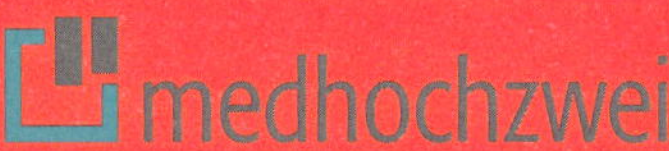

ISBN 978-3-86216-487-5

Bibliografische Informationen der Deutschen Nationalbibliothek
Die Deutsche Nationalbibliothek verzeichnet diese Publikation in der Deutschen Nationalbibliografie; detaillierte bibliografische Daten sind im Internet über http://dnb.d-nb.de abrufbar.

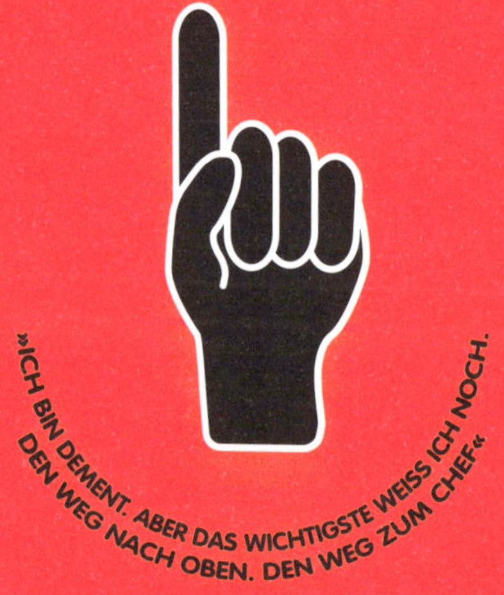

Impressum

Autor:
M.A. Frank Hildebrandt
+49 157 / 861 59 271
mail@frank-hildebrandt.com
www.frank-hildebrandt.com

Illustrationen und Bildmaterial:
Frank Hildebrandt

Layout: Frank Hildebrandt

Druck: Druckerei Hanstein GmbH, Fellbach

Danke!
Vielen Dank an Ton, Moni und Jessi. Ihr habt mich in den richtigen Momenten auf den Kopf gestellt.

www.medhochzwei-verlag.de

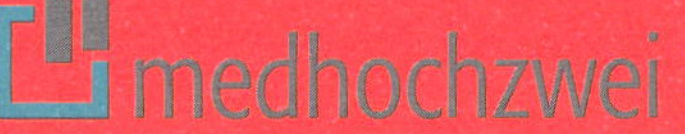

ISBN 978-3-86216-487-5

Bibliografische Informationen der Deutschen Nationalbibliothek
Die Deutsche Nationalbibliothek verzeichnet diese Publikation in der Deutschen Nationalbibliografie; detaillierte bibliografische Daten sind im Internet über http://dnb.d-nb.de abrufbar.

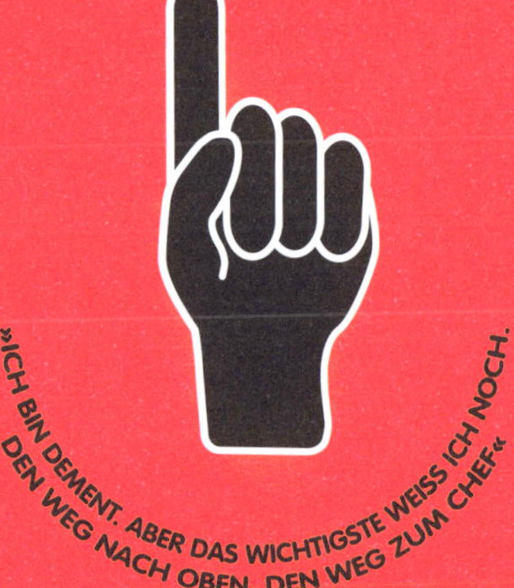

Literaturverzeichnis

Schröder, Brigitta: Menschen mit Demenz achtsam begleiten: Blickrichtungswechsel leben. Stuttgart, Kohlhammer Verlag, 2014.

Staack, Swen; Gust, Jochen: LEBEN statt therapeutischer Akrobatik – Nichtmedikamentöse Demenztherapien - wissen, was wirkt. Hannover, Schlütersche Verlagsgesellschaft mbH & Co. KG, 2015.

Landesinitiative Demenz-Service Nordrhein-Westfalen. Demenz – Was ist das?. Online: https://www.demenz-service-nrw.de/demenz-was-ist-das-ueberhaupt.html (abgerufen am 31.05.2017).

Kurz, Prof. Dr Alexander et. al.: Demenz. Das Wichtigste – Ein kompakter Ratgeber. Berlin, Deutsche Alzheimer Gesellschaft e.V., 2016.

Arendt, Thomas: Das Wichtigste – Die neurobiologischen Grundlagen der Alzheimer-Krankheit. Berlin, Deutsche Alzheimer Gesellschaft e.V., o. J.

Alzheimer & You: Alzheimer – Was passiert im Gehirn. Online: http://www.alzheimerandyou.de/welcome/was-passiert-im-gehirn/ (abgerufen am 23.05.2017).

Alzheimer Forschung Initiative e.V.: Symptome und Verlauf der Alzheimer-Krankheit, Die vier Stadien der Alzheimer-Krankheit. Online: https://www.alzheimer-forschung.de/alzheimer-krankheit/symptome (abge rufen am 13.06.2017).

Deutsche Alzheimer Gesellschaft e.V.: Die Alzheimer-Krankheit. Das Wichtigste über die Alzheimer-Krankheit. Online: https://www.deutsche-alzheimer.de/die-krankheit/die-alzheimer-krankheit.html (abgerufen am 13.06.2017).

Breuer, Petra: Visuelle Kommunikation für Menschen mit Demenz – Grundlagen zur visuellen Gestaltung des Umfeldes für Senioren mit (Alzheimer-)Demenz. Bern, Huber, 2009.

Über mich und meine Arbeit

Kennen Sie das, wenn Sie einen Text in der dritten Person über sich schreiben müssen? Das fühlt sich irgendwie merkwürdig an, denn schließlich schreibe ich hier und keine dritte Person.

Wer bin ich also? Ich bin der Autor dieses Buches. Hallo, mein Name ist Frank Hildebrandt und ich bin Kommunikationsdesigner.

Während meiner Studienjahre plagte es mich ständig, herauszufinden, ob ich mehr Künstler und weniger Designer oder mehr Designer und weniger Künstler bin. Letztlich gibt es eine einfache Antwort. Ich fühle ich mich mit beiden Polen verbunden. Dennoch habe ich festgestellt, dass ich nicht im Rahmen hängen möchte, sondern lieber aus dem Rahmen fallen möchte. Kunst ist durch eine Glasscheibe von anderen Menschen getrennt. Design ist ganz nah bei den Menschen. Ein Fingerabdruck auf einem Kunstwerk schädigt den Wert. Ein Fingerabdruck auf meiner Arbeit spiegelt ihren Wert wider. Sie ist für Andere geschaffen – zum Benutzen und Anfassen – mit Händen und mit Füßen.

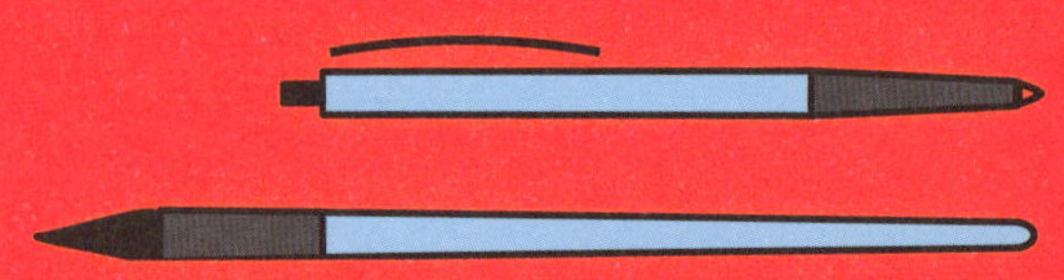

In meiner Arbeit geht es um Kommunikation. Es geht darum, Hilfestellungen in einer Gesellschaft zu etablieren, in der wir anderen zu häufig mit Unverständnis begegnen und selbst zu häufig auf Unverständnis stoßen. Unsere Aufgabe muss es sein, einander wieder neu begreifen zu lernen. Und das kann nur geschehen, wenn wir das Begreifen vor allem wörtlich sehen. Es geht also auch hier wieder um ein Anfassen – und zwar ohne Glasscheibe und Rahmen und vor allem ohne Berührungsängste.

Mit meinen Gedanken, Ideen und Projekten möchte ich Begegnungen ermöglichen, die zu einem gemeinsamen und gegenseitigen Begreifen beitragen.

Mit diesem Buch hoffe ich einem Teil meiner Leser näher gekommen zu sein. Wenn Sie mich und meine Arbeit weiter kennenlernen möchten, melden Sie sich. Ich bin offen für jedes neue Projekt.

Außerdem vermittle ich in Workshops, Vorträgen und Lehrtätigkeiten meine Ideen rund um die Themen Design, Demenz, Psychologie, Spiritualität & Kommunikation. Zögern Sie nicht, mich anzusprechen.

SAY HELLO
mail@frank-hildebrandt.com
0157 / 861 59 271
www.frank-hildebrandt.com

Über mich und meine Arbeit

Kennen Sie das, wenn Sie einen Text in der dritten Person über sich schreiben müssen? Das fühlt sich irgendwie merkwürdig an, denn schließlich schreibe ich hier und keine dritte Person.

Wer bin ich also? Ich bin der Autor dieses Buches. Hallo, mein Name ist Frank Hildebrandt und ich bin Kommunikationsdesigner.

Während meiner Studienjahre plagte es mich ständig, herauszufinden, ob ich mehr Künstler und weniger Designer oder mehr Designer und weniger Künstler bin. Letztlich gibt es eine einfache Antwort. Ich fühle ich mich mit beiden Polen verbunden. Dennoch habe ich festgestellt, dass ich nicht im Rahmen hängen möchte, sondern lieber aus dem Rahmen fallen möchte. Kunst ist durch eine Glasscheibe von anderen Menschen getrennt. Design ist ganz nah bei den Menschen. Ein Fingerabdruck auf einem Kunstwerk schädigt den Wert. Ein Fingerabdruck auf meiner Arbeit spiegelt ihren Wert wider. Sie ist für Andere geschaffen – zum Benutzen und Anfassen – mit Händen und mit Füßen.

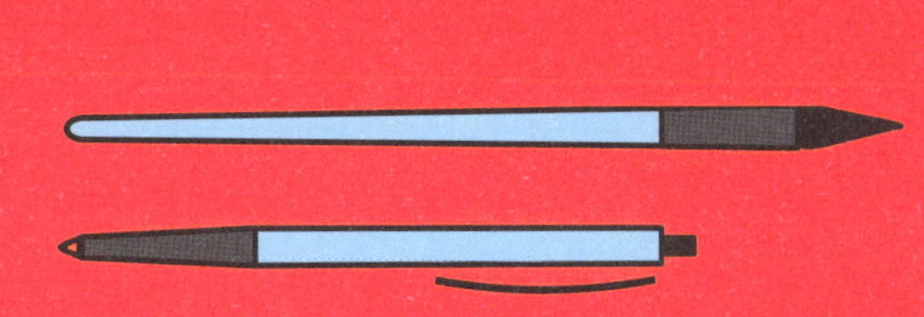

In meiner Arbeit geht es um Kommunikation. Es geht darum, Hilfestellungen in einer Gesellschaft zu etablieren, in der wir anderen zu häufig mit Unverständnis begegnen und selbst zu häufig auf Unverständnis stoßen. Unsere Aufgabe muss es sein, einander wieder neu begreifen zu lernen. Und das kann nur geschehen, wenn wir das Begreifen vor allem wörtlich sehen. Es geht also auch hier wieder um ein Anfassen – und zwar ohne Glasscheibe und Rahmen und vor allem ohne Berührungsängste.

Mit meinen Gedanken, Ideen und Projekten möchte ich Begegnungen ermöglichen, die zu einem gemeinsamen und gegenseitigen Begreifen beitragen.

Mit diesem Buch hoffe ich einem Teil meiner Leser näher gekommen zu sein. Wenn Sie mich und meine Arbeit weiter kennenlernen möchten, melden Sie sich. Ich bin offen für jedes neue Projekt.

Außerdem vermittle ich in Workshops, Vorträgen und Lehrtätigkeiten meine Ideen rund um die Themen Design, Demenz, Psychologie, Spiritualität & Kommunikation. Zögern Sie nicht, mich anzusprechen.

SAY HELLO
mail@frank-hildebrandt.com
0157 / 861 59 271
www.frank-hildebrandt.com

Vorwort

Als ich Frank Hildebrandt 2016 auf einem Kongress der Deutschen Alzheimer Gesellschaft in Saarbrücken das erste Mal begegnet bin, war mein erster Gedanke: »Was macht der denn hier?« Lockere Klamotten, ungewöhnliche Frisur, ein breites Lächeln, eine erfrischende Kommunikation und damit schon einmal ziemlich anders als die meisten anderen Aussteller und Teilnehmer.

Bei unserer anschließenden Unterhaltung zeigte sich schnell, dass er sich mit dem Thema Demenz auskannte. Besonders zum Thema Milieutherapie hatte er interessante Ideen und Sichtweisen auf Lager. »Hosis«, Hüpf- und Gymnastikbälle in Eimer und Waschschüsseln die Menschen mit Demenz in Bewegung bringen, lebendige Bilderbücher an Scheiben und Fenstern, die die Sinne anregen oder gemütliche Liegewiesen am Flurende, die zum Verweilen einladen. Dazu noch neue, innovative und ungewöhnliche Orientierungssysteme oder Skulpturen die helfen können, Körper und Geist zu aktivieren.

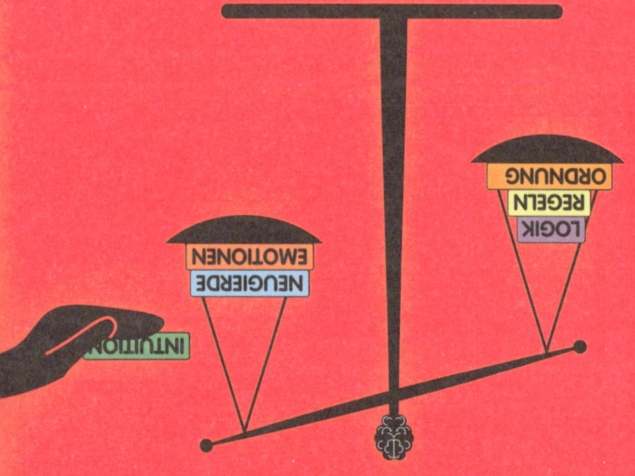

Abb. V.1 Demenz verstehen mit der linken und rechten Gehirnhälfte.

Kein Wunder: Frank Hildebrandt ist Kommunikationsdesigner und damit schon einmal per se Außenseiter unter all den Sozialpädagogen, Gerontologen, Ergotherapeuten, gerontopsychiatrischen Fachkräften, Altenpflegern oder Betreuungskräften die sich gewöhnlich mit dem Wohlbefinden und der Lebensqualität von Demenzerkrankten beschäftigen.

In dem Buch, das Sie jetzt in den Händen halten, spiegelt sich mein Eindruck unserer ersten und mittlerweile häufigeren Begegnungen wider. Es ist einfallsreich gestaltet, bunt, aufwändig bebildert und wunderbar illustriert. Das Lesen von beiden Seiten fordert heraus und macht nicht nur Spaß sondern auch Sinn. Am wichtigsten aber: die vielen interessanten, neuen und wunderbaren Ideen, die hoffentlich viele Einrichtungen und Institutionen zukünftig für Menschen mit Demenz umsetzen werden. Ich habe die Hoffnung, dass in Zukunft noch andere Bücher und Fachartikel folgen, um die neuen und sicher nicht weniger spannenden Ideen von Frank Hildebrandt unter die Menschen zu bringen.

PS: Versäumen Sie es nicht Frank Hildebrandt einmal bei einem seiner lebendigen Vorträge zu erleben. Sie machen Spaß und eröffnen – ähnlich wie dieses Buch – eine Menge neuer Sichtweisen.

Swen Staack
Vorstandsmitglied der Deutschen Alzheimergesellschaft e.V.

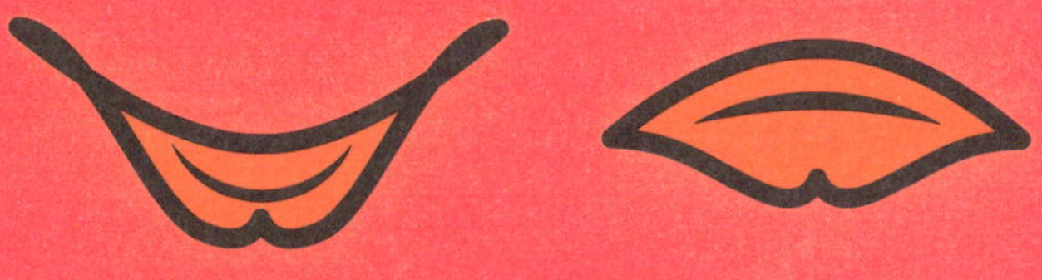

Abb. V.2 Die Diagnose lässt immer wieder vergessen, dass es auch mit einer Demenz schöne Momente gibt.

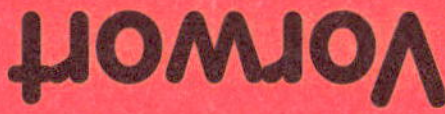

Vorwort

Als ich Frank Hildebrandt 2016 auf einem Kongress der Deutschen Alzheimer Gesellschaft in Saarbrücken das erste Mal begegnet bin, war mein erster Gedanke: »Was macht der denn hier?« Lockere Klamotten, ungewöhnliche Frisur, ein breites Lächeln, eine erfrischende Kommunikation und damit schon einmal ziemlich anders als die meisten anderen Aussteller und Teilnehmer.

Bei unserer anschließenden Unterhaltung zeigte sich schnell, dass er sich mit dem Thema Demenz auskannte. Besonders zum Thema Milieutherapie hatte er interessante Ideen und Sichtweisen auf Lager. »Hosis«, Hüpf- und Gymnastikbälle in Eimer und Waschschüsseln die Menschen mit Demenz in Bewegung bringen, lebendige Bilderbücher an Scheiben und Fenstern, die die Sinne anregen oder gemütliche Liegewiesen am Flurende, die zum Verweilen einladen. Dazu noch neue, innovative und ungewöhnliche Orientierungssysteme oder Skulpturen die helfen können, Körper und Geist zu aktivieren.

Kein Wunder: Frank Hildebrandt ist Kommunikationsdesigner und damit schon einmal per se Außenseiter unter all den Sozialpädagogen, Gerontologen, Ergotherapeuten, gerontopsychiatrischen Fachkräften, Altenpflegern oder Betreuungskräften die sich gewöhnlich mit dem Wohlbefinden und der Lebensqualität von Demenzerkrankten beschäftigen.

In dem Buch, das Sie jetzt in den Händen halten, spiegelt sich mein Eindruck unserer ersten und mittlerweile häufigeren Begegnungen wider. Es ist einfallsreich gestaltet, bunt, aufwändig bebildert und wunderbar illustriert. Das Lesen von beiden Seiten fordert heraus und macht nicht nur Spaß sondern auch Sinn. Am wichtigsten aber: die vielen interessanten, neuen und wunderbaren Ideen, die hoffentlich viele Einrichtungen und Institutionen zukünftig für Menschen mit Demenz umsetzen werden. Ich habe die Hoffnung, dass in Zukunft noch andere Bücher und Fachartikel folgen, um die neuen und sicher nicht weniger spannenden Ideen von Frank Hildebrandt unter die Menschen zu bringen.

PS: Versäumen Sie es nicht Frank Hildebrandt einmal bei einem seiner lebendigen Vorträge zu erleben. Sie machen Spaß und eröffnen – ähnlich wie dieses Buch – eine Menge neuer Sichtweisen.

Swen Staack
Vorstandsmitglied der Deutschen Alzheimergesellschaft e.V.

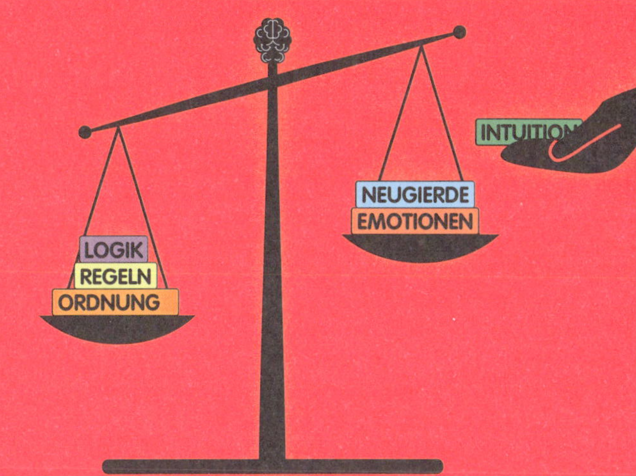

Abb. V.1 Demenz verstehen mit der linken und rechten Gehirnhälfte.

Abb. V.2 Die Diagnose lässt immer wieder vergessen, dass es auch mit einer Demenz schöne Momente gibt.

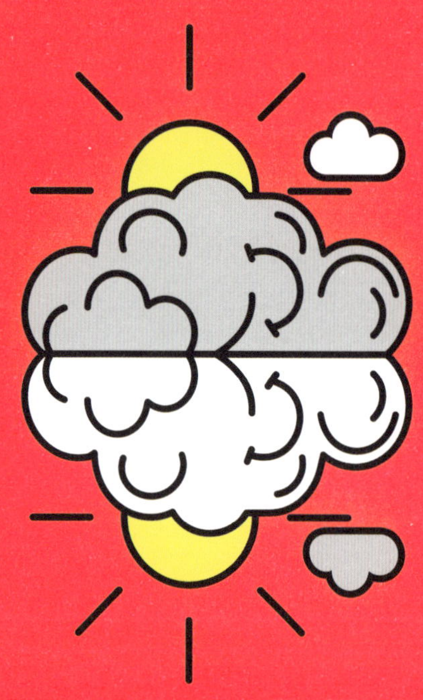

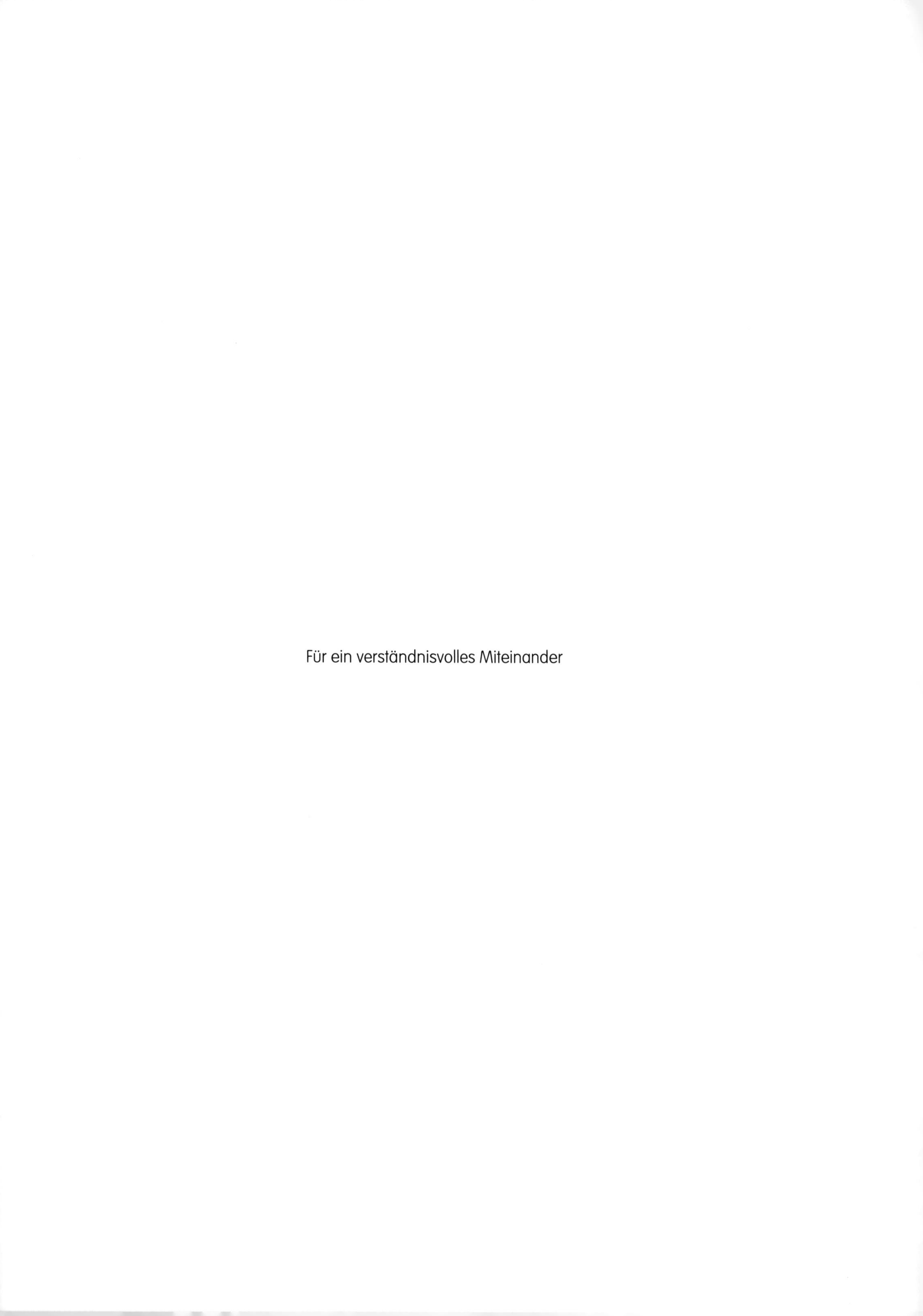

Für ein verständnisvolles Miteinander

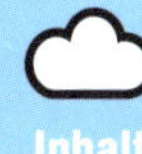

Inhalt

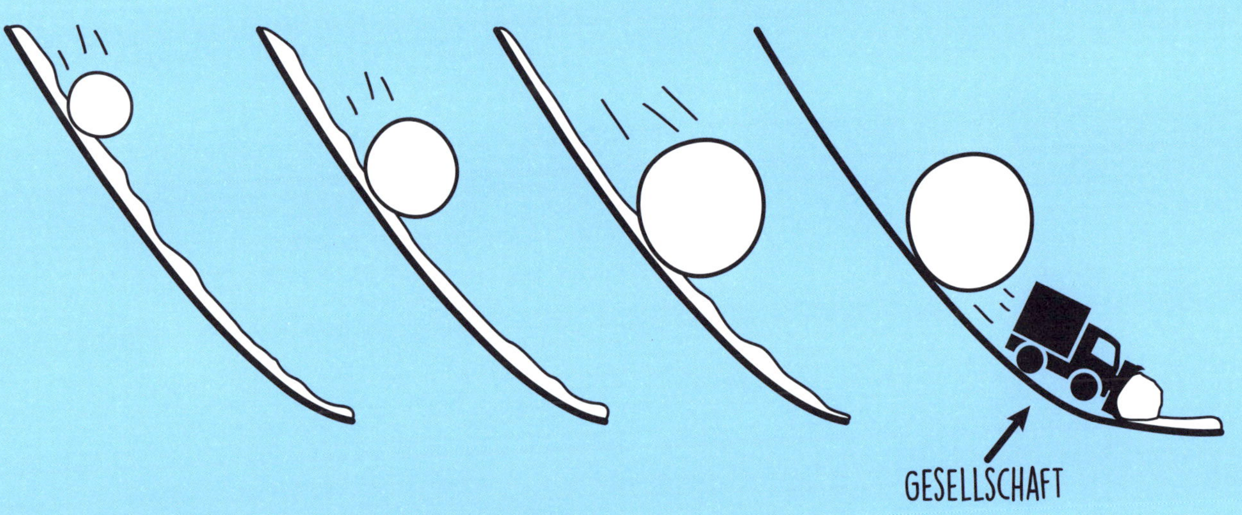

Abb. 1.1 Demenz ist eine fortschreitende Erkrankung.

Eine ungewöhnliche Antwort auf die Frage:

»Was ist Demenz?«

Demenz ist eine fortschreitende Erkrankung des Gehirns, bei der nach und nach Nervenzellen absterben. Wie eine Schneekugel, die langsam den Berg runterrollt, schreitet die Krankheit Demenz fort (Abb. 1.1). Dennoch gibt es viele wirksame Winterdienste für den Kopf: Medikamente und nicht medikamentöse Therapien bieten eine vielseitige Hilfe.

Zusätzlich muss es die Aufgabe unserer Gesellschaft sein, unser Lebensumfeld »allwettertauglich« zu machen. Trotz starker Schneefälle müssen sich alle Menschen in unserer Umgebung zurechtfinden können. Straßenschilder sind ein gutes Beispiel für eine allwettertaugliche Umgebung. In ihrer Form sind sie klar voneinander zu unterscheiden. Ein verschneites Stoppschild ist auch dann zu erkennen, wenn selbst das große Wort »Stopp« bereits vollständig vom Schnee bedeckt ist. Wie wir dieses Prinzip auf ein Leben mit Demenz übertragen können, erfahren sie im gegenüberliegenden Teil dieses Buches.

Dieser Buchteil übernimmt eine andere Rolle. Bevor wir Menschen mit Demenz helfen können, müssen wir die Menschen und ihre Erkrankung verstehen lernen. In der Literatur über Demenz gibt es unzählige sachliche Informationen über die Erkrankung. Viele Texte sind allerdings so formell geschrieben, dass es schwerfällt, diese zu begreifen und in den Alltag zu übertragen (Abb. 1.2).

In diesem Buchteil vermitteln bildhafte Texte und sprechende Bilder Fachwissen über eine Demenzerkrankung und bieten Hilfestellungen im Umgang mit Menschen mit Demenz. Diese Art der Wissensvermittlung spicht vor allem unsere emotionale Seite an und bietet einen Gegenpol zu den fachlichen Informationen über Demenz. Ich wünsche Ihnen viele Erkenntnisse, die Ihr Herz berühren.

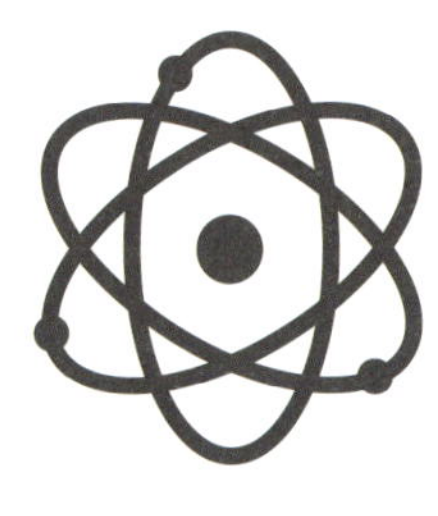

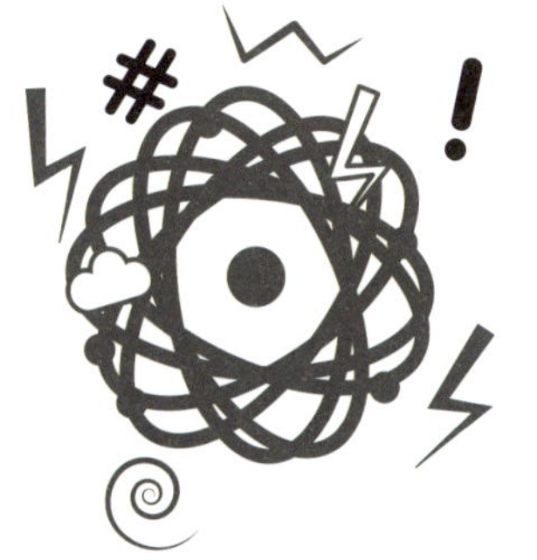

Abb. 1.2 Die erste Abbildung zeigt, wie Fachleute Fachtexte verstehen. Die Abbildung daneben zeigt, wie diese Informationen bei mir ankommen. Mein eigenes Unverständnis hat mich motiviert, Fachinformationen bildhaft darzustellen, damit alle Menschen sich ohne viel Aufwand ein klares Bild von einem Leben mit Demenz machen können.

a. **Sonnenschein**
Das menschliche Gehirn an einem recht sonnigen Tag :-)

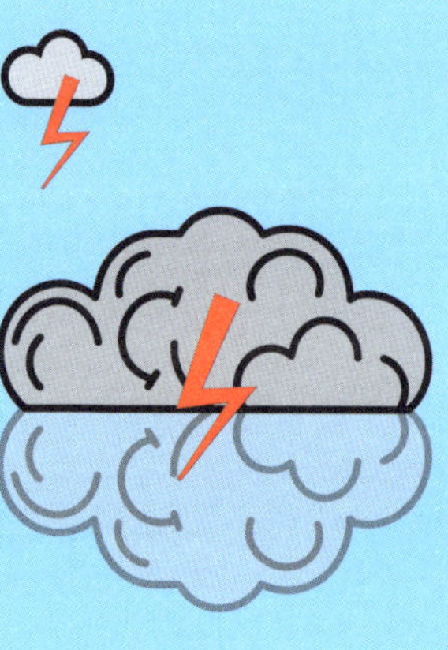

b. **Gewitter im Kopf:**
Bei einer Demenz entstehen vorübergehende Kommunikationsprobleme zwischen den Nervenzellen im Gehirn

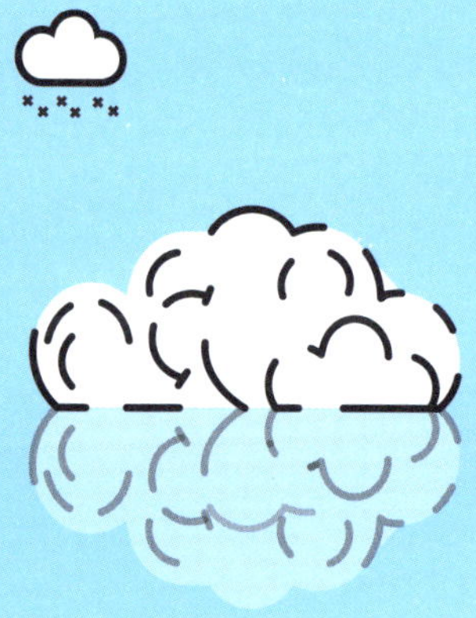

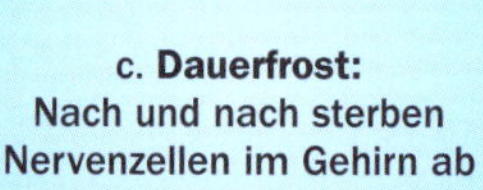

c. **Dauerfrost:**
Nach und nach sterben Nervenzellen im Gehirn ab

Abb. 1.3 Was passiert im Kopf bei einer Demenz?

Was passiert im Kopf aufgrund des inneren Wetterwechsels?

Bei einer Demenz passieren zwei Dinge im Kopf: 1. Es gibt zunehmend Probleme zwischen der Kommunikation der Nervenzellen im Gehirn (Abb. 1.3b).
2. Nervenzellen sterben nach und nach ab (Abb. 1.3c).

Durch die Krankheit werden Teile des Gehirns geschädigt, die verantwortlich sind für das Wahrnehmen, Denken und Erinnern, aber auch für das Verhalten und die Persönlichkeit.

Abhängig davon, welche Stellen des Gehirns betroffen sind, kommt es zu unterschiedlichen Störungen und Einschränkungen. Dies erklärt, warum die Krankheitsverläufe und Symptome einer Demenz so individuell sind.

Mögliche Folgen von Schädigungen des Gehirns

Es gibt zahlreiche unterschiedliche Formen einer Demenz. Da alle Gehirnteile miteinander verbunden sind, können auch ähnliche Symptome auftreten, ohne dass der entsprechende Teil im Gehirn geschädigt sein muss.

Schädigungen am Stirnlappen, u.a.

- Schwierigkeiten beim Planen, Organisieren und Problemlösen
- Antriebslosigkeit
- Aufmerksamkeitsdefizite
- Verhaltensauffälligkeiten
- Störungen der Sprache

Schädigungen am Scheitellappen, u.a.

- Schwierigkeiten in zeitlicher und örtlicher Orientierung

Schädigungen am Schläfenlappen, u.a.

- Störungen der Sprache
- Gedächtnisstörungen

Schädigungen am Hinterhauptslappen, u.a.

- Defizite in der optischen Wahrnehmung

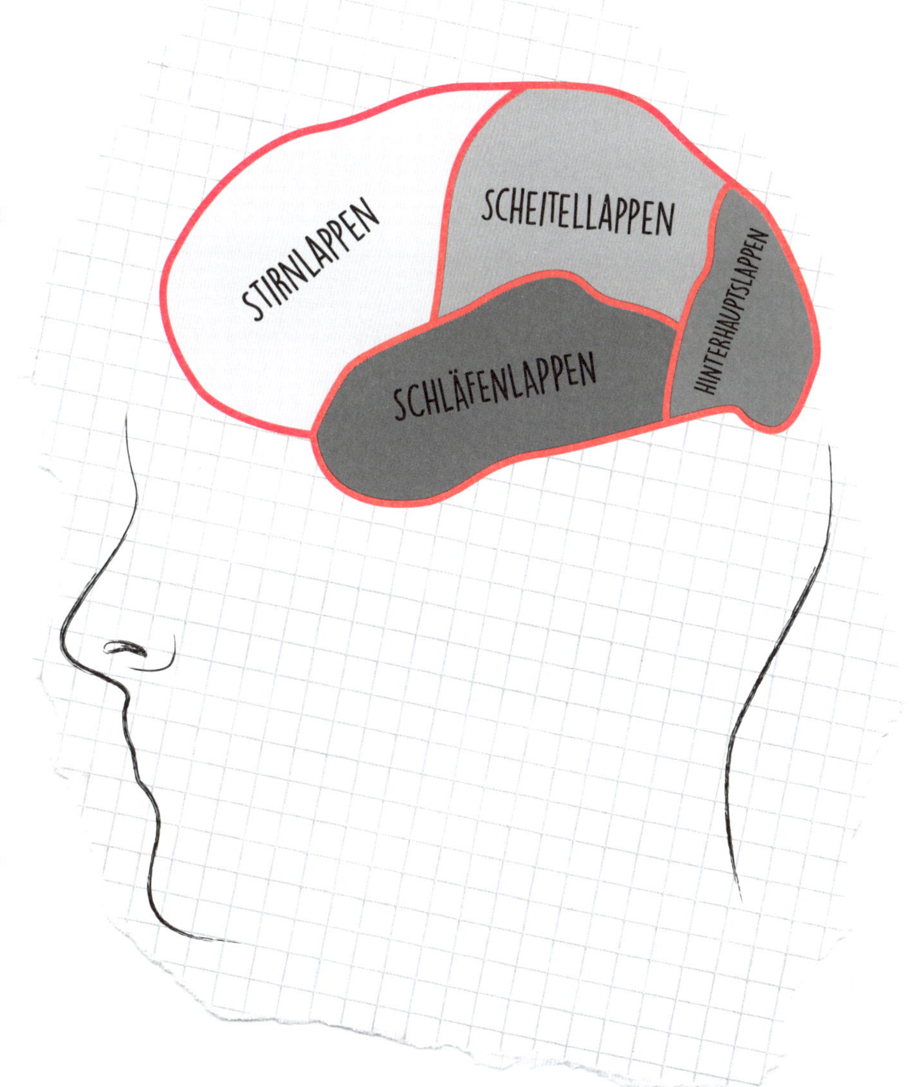

Abb. 1.4 Die vier Lappen des menschlichen Gehirns

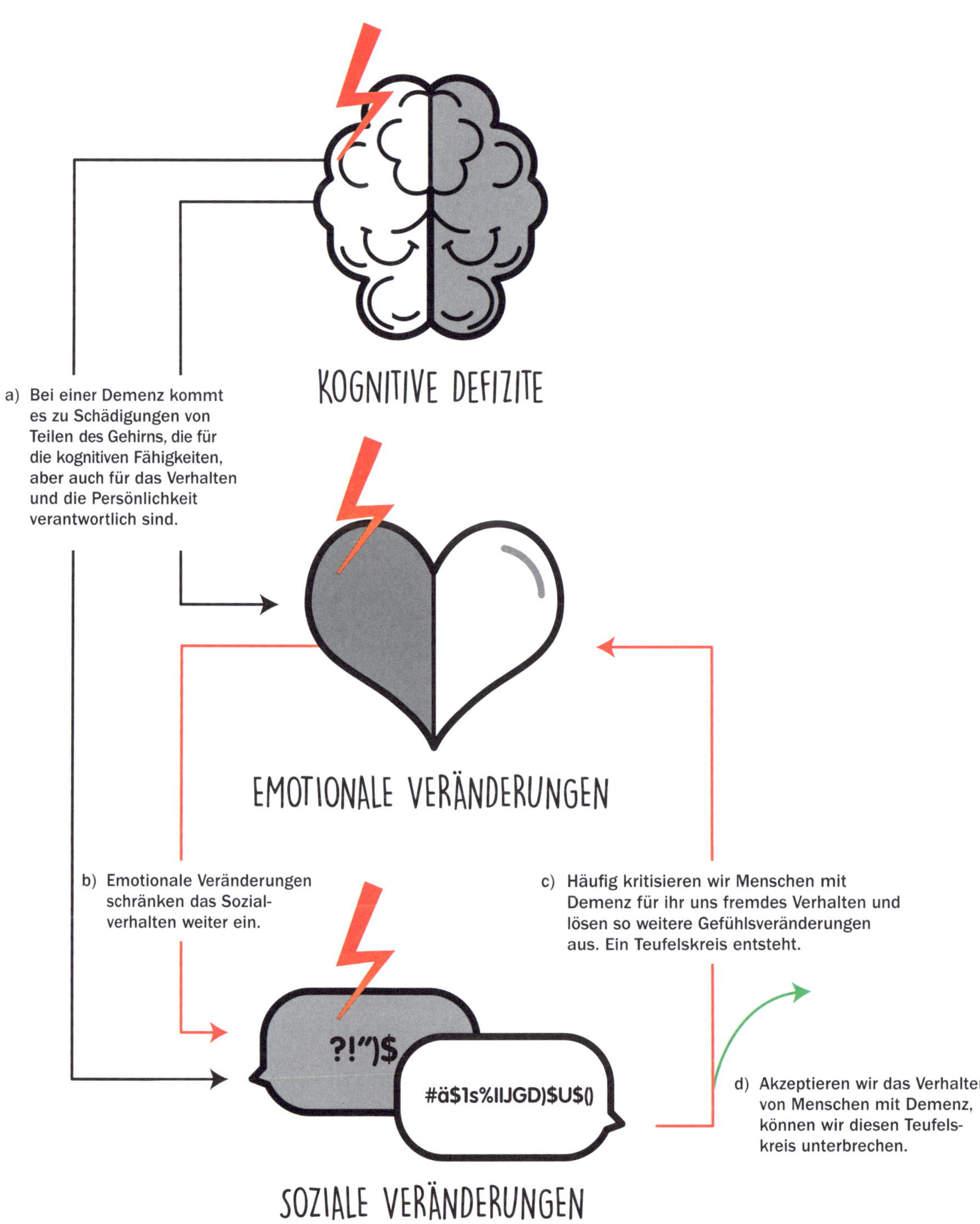

Abb. 1.5 zeigt den Zusammenhang von kognitiven, emotionalen und sozialen Beeinträchtigungen.

Emotionale und soziale Faktoren bei einer Demenz

Die Schädigungen im Gehirn betreffen die kognitiven Funktionen, das Verhalten und die Persönlichkeit. Zusätzlich kommt es aufgrund der kognitiven Defizite zu weiteren Veränderungen auf der Gefühlsebene und im Sozialverhalten. Aber wieso? (Abb. 1.5).

In den anfänglichen Stadien einer Demenz nehmen Betroffene das Nachlassen ihrer kognitiven Fähigkeiten noch selber wahr. Mit den eigenen Einschränkungen konfrontiert, erleben sie häufig Gefühle wie Trauer, Wut oder Scham. Viele werten sich für ihre eingeschränkte Leistungsfähigkeit ab oder schämen sich für ihre Vergesslichkeit. Außerdem reagieren viele Außenstehende aufgrund von mangelndem Wissen über Demenz zunächst mit Unverständnis und Kritik. Depressive Verstimmungen, sozialer Rückzug und Vermeidung von Aktivitäten können die Folge sein.

Es ergeben sich aufgrund der geistigen Beeinträchtigungen auch weitere Einschränkungen im Sozialverhalten.
Das Planen und Organisieren fällt zunehmend schwerer.
Termine mit Freunden oder Familie werden vergessen.
Die Telefonnummer der eigenen Kinder gerät in Vergessenheit. Das eigenständige Ankleiden fällt immer schwerer.
Die Antriebskraft, den Tag zu beginnen, schwindet.

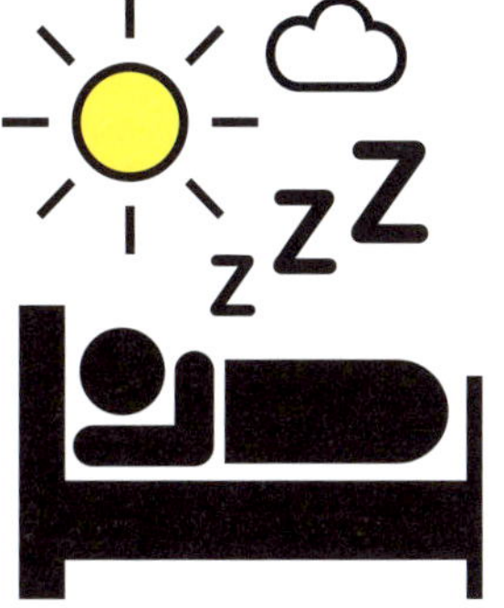

Abb. 1.6 *»Ich habe keine Lust aufzustehen«.* Antriebslosigkeit ist ein Beispiel dafür, wie es bei einer Demenz auch zu Veränderungen im Sozialverhalten kommen kann.

Es kann beispielsweise sein, dass selbst eine ehemalige »Rampensau«, die auch seit Rentenbeginn viel unterwegs war, nun nur noch in ihrem Sessel sitzt und sitzen möchte. »Früher habe ich immer gescherzt: Meine Oma hat mehr Termine als ich«, erzählte mir eine Angehörige. Mit der beginnenden Demenz hat sich dies geändert und ihre Oma habe, wie sie sagte, »ihren Elan verloren«.

Soziale Akzeptanz

Als Außenstehende geht es darum, das Verhalten und die Veränderungen nicht zu bewerten oder zu kritisieren. Besonders in frühen Stadien einer Demenz können wir viel falsch und einiges richtig machen. Wenn wir Menschen mit Demenz ihr eigenes Verhalten zum Vorwurf machen, können wir sie leicht verletzen (Abb. 1.5c). Vielfach kritisieren Angehörige sie scharf für ihr Verhalten und machen sie darauf aufmerksam, dass sie früher doch viel schlauer, flinker, gepflegter oder höflicher waren.

Im Umkehrschluss (Abb. 1.5d) können wir an dieser Stelle bewusst zusätzlichen Schmerz vermeiden, indem wir Menschen mit Demenz deutlich machen – und dies auch leben –, dass wir sie und ihre Krankheit vollständig akzeptieren. Dadurch steigen wir aus dem Teufelskreis der Kritik und Vorwürfe aus und vermeiden sozialen Druck und zusätzliches emotionales Leiden.

Vor allem in den anfänglichen Stadien einer Demenz sind sich viele Betroffene ihrer Beeinträchtigungen bewusst und machen sich selbst Vorwürfe. Besonders in diesen Momenten kann unsere Akzeptanz vielleicht auch zur Selbstakzeptanz beitragen.

Gibt es überhaupt emotionale und soziale Defizite?

In der Literatur wird im Kontext einer Demenz immer wieder auf emotionale und soziale Defizite hingewiesen. Ich habe lange über diese Begriffe nachgedacht. Menschen mit Demenz haben aufgrund ihrer kognitiven Beeinträchtigung ein besonders individuelles Erleben. Ihre Empfindungen haben aus unserer Sicht, manchmal nichts mit den Außenbedingungen zu tun. Wenn eine ältere Dame mit Demenz ständig »Feuer« ruft, obwohl lediglich die Sonne scheint, würden viele die dahinter stehende Angst als emotionales Defizit bezeichnen. Aus Sicht der älteren Dame sind wir jedoch diejenigen, die ein »emotionales Defizit« haben, da wir nichts gegen das für sie real erscheinende Feuer unternehmen.

Genauso leicht ist es, von sozialen Defiziten zu sprechen, wenn beispielsweise eine ältere Person uns enthemmt begegnet. Aus Sicht der enthemmten Person haben wir mit unserer erhöhten Scham ein soziales Defizit. Mit der selben Intensität, in der wir für unsere Realität einstehen, kämpfen Menschen mit Demenz für ihre Realität. Es gibt im Zusammenleben mehr als nur die eigene, individuelle Wahrheit. Für ein gesundes Miteinander spielt es keine Rolle, wer Recht hat.

Mit diesen Gedankenspielen möchte ich bewusst machen, dass es leicht ist, über die vermeintlichen Defizite anderer Menschen zu urteilen. Es kann hilfreich sein, sich bewusst zu machen, dass Menschen mit Demenz ihr Vehalten und ihre Gefühle als genauso richtig empfinden wie wir unsere.

Praxistipp für Menschen mit und ohne Demenz
Für ein wertschätzendes Miteinander sollten wir darauf achten, die Sichtweise unseres Gegenüber nicht zwangsweise mit falsch oder richtig zu bewerten.

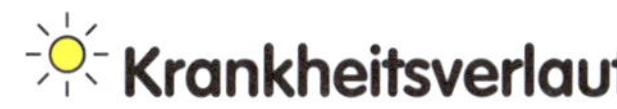

Krankheitsverlauf

Anfängliche Demenz

Anfänglich gibt es nur kleinere Auffälligkeiten, die mit dem Krankheitsverlauf weiter zunehmen

- **Beeinträchtigung des Kurzzeitgedächtnisses**
- Lernen und Speichern von neuen Informationen fällt schwer
- Wiederholung von bereits gesagten Dingen
- **Orientierungsschwierigkeiten**
- »Wo geht es noch mal zu Erna? Die muss doch hier irgendwo wohnen.«
- **Erster Unterstützungsbedarf bei anspruchsvollen Tätigkeiten**
- »Oma, du musst deine Rechnungen auch bezahlen.«
- Ein Großteil der Defizite ist den Betroffenen in dieser Phase noch bewusst
- »Ach Gott, ich bin so vergesslich geworden. Schlimm.«
- **Defizite im Urteilsvermögen**
- Entscheidungen treffen und Zusammenhänge erkennen fällt zunehmend schwerer

Mittelschwere Demenz

- Im zunehmenden Krankheitsverlauf kommt es zu **Persönlichkeitsveränderungen**
- **Gefühle treten in den Vordergrund und werden zunehmend handlungsbestimmend**
- Hemmungen gehen verloren
- Sprachlicher Ausdruck fällt zunehmend schwerer
- Aktuelle Ereignisse werden immer schneller vergessen
- Ereignisse aus der Vergangenheit bleiben oft noch lange erhalten
- **Hilfe nun auch bei alltäglichen Dingen nötig** (z. B. einkaufen, anziehen, kochen)
- Die Wahrnehmung der eigenen Krankheit geht zunehmend verloren
- **Orientierungsdefizite in Zeit und Raum nehmen weiter zu**
- »Opa, du bist schon längst in Rente. Dein Arbeitsplatz ist schon seit vielen Jahren abgerissen. Du kannst dort nicht mehr hin«

Schwere Demenz

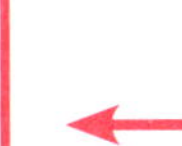

- **Es ist im Bewusstsein, in den Erinnerungen und im Gedächtnis nichts mehr von dem vorhanden, was die Person einst ausmachte**
- Vollständig bettlägerig
- Können nicht mehr essen und trinken
- Jeder schwerkranke Mensch mit Demenz ist inkontinent
- Das Sprechen und Verstehen von Sprache ist nicht mehr möglich
- Auch Angehörige werden nun nicht mehr erkannt
- **Sehr schwaches und für Krankheiten anfälliges Immunsystem**
- Infektionskrankheiten sind die häufigste Todesursache

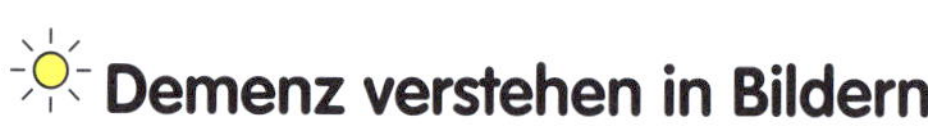

Demenz verstehen in Bildern

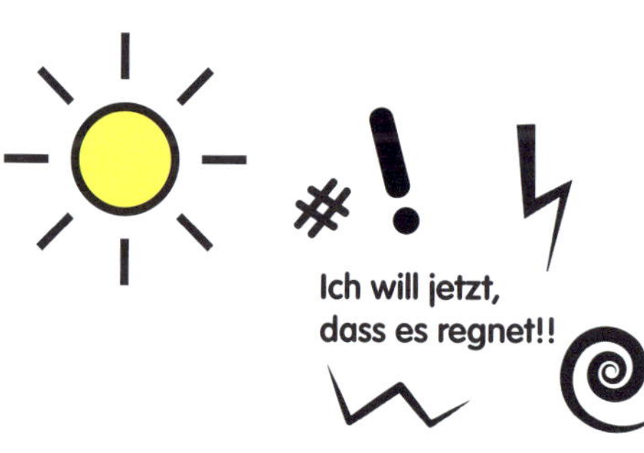

Abb. 1.7 Eine Demenz kann zu Verhaltens- und Gefühlsänderungen führen, die wir leider nicht immer auf Anhieb nachvollziehen können.

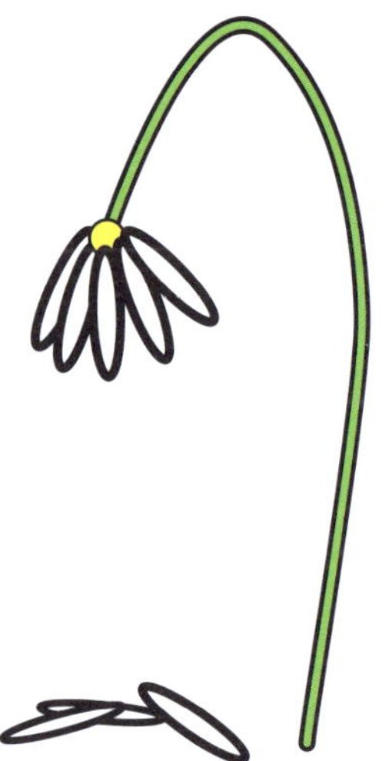

Abb. 1.8 Beeinträchtigungen des Kurzzeitgedächtnisses können gravierende Folgen haben. Menschen mit Demenz können beispielsweise das Trinken vergessen. In der Regel müssen sie dann zur Behandlung einer Dehydrierung ins Krankenhaus gebracht werden.

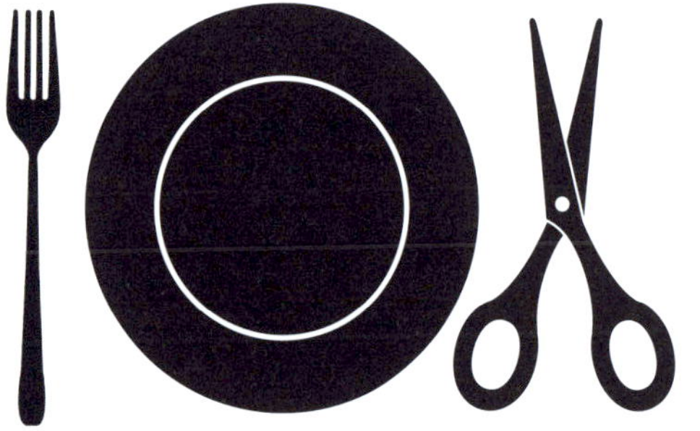

Abb. 1.9 Selbst Kenntnisse über gewohnte Handlungsabläufe können verloren gehen.

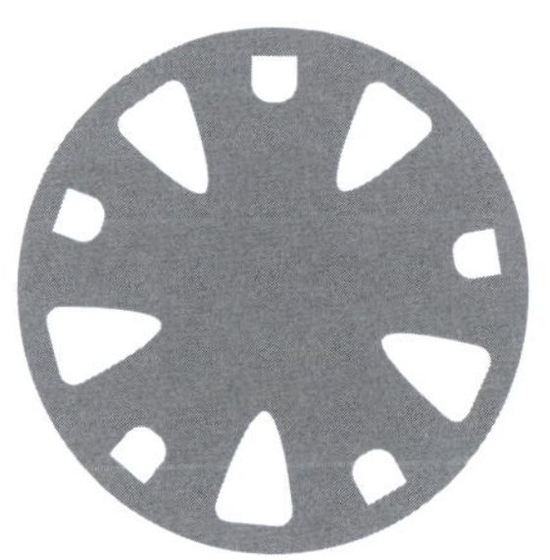

Abb. 1.10 Eine Frau im anfänglichen Stadium einer Demenz verursacht einen Autounfall. Sie steigt aus, geht auf den anderen Fahrer zu und gibt ihm die Hand. Sie nimmt die abgefallene Radkappe ihres Gegenübers mit, steigt wieder in Ihr Auto und fährt kommentarlos weiter. Dieses reale Beispiel zeigt, wie sich eine Beeinträchtigung des Urteilsvermögens im Alltag auswirken kann. Situationen werden dann völlig falsch eingeschätzt.

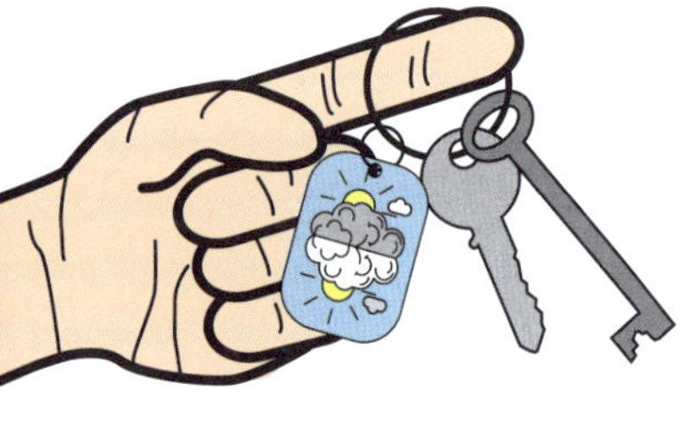

Abb. 1.11 *»Ich habe meinen Blumenbund wiedergefunden«.* Bei einer Demenz kann es zu Benennungsstörungen kommen.

Hallo du schöner Mann!

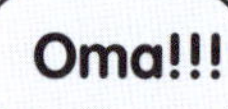

Abb. 1.12 In fortgeschrittenen Stadien der Demenz werden auch Angehörige nicht mehr erkannt oder mit anderen Personen verwechselt. Dies kann für alle Betroffenen als sehr schmerzlich empfunden werden.

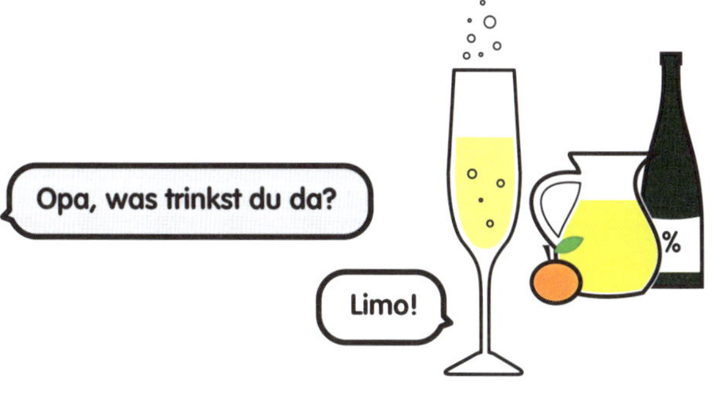

Abb. 1.13 Diese Abbildung zeigt, welche Auswirkungen Störungen im Kurzzeitgedächtnis haben. Die Person im Beispiel hat bereits vergessen, was ihr zu trinken angeboten wurde. Nun schaut sie auf ihr Glas und deutet die gelbe Farbe als Limo. Die Folgen vom Alkoholkonsum können für Menschen mit Demenz sehr irritierend sein, wenn sie vergessen, dass sie gerade Alkohol getrunken haben.

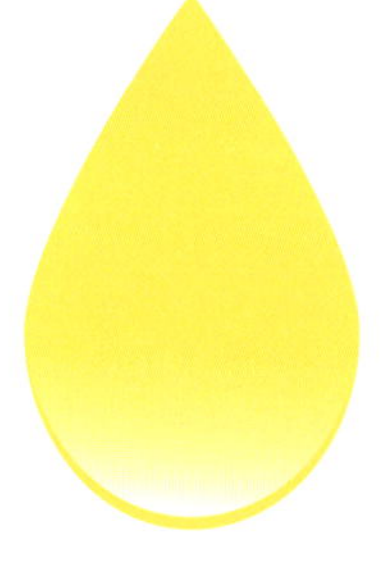

Abb. 1.18 Ab einem gewissen Alter benötigen viele ältere Menschen Inkontinenzprodukte. Aufgrund der Vergesslichkeit, die durch eine Demenz entsteht, kann es sein, dass sich jeden Morgen die betroffene Person wundert, für wen die Inkontinenzprodukte gedacht sind. *»Wir haben doch gar keine Kinder hier«* äußerte sich die Mutter einer Angehörigen. Je weniger wir diesen Themen mit Scham begegnen, desto leichter ist es auch für Menschen mit Demenz. Es gibt viele hilfreiche Produkte, für die man sich keinesfalls schämen braucht.

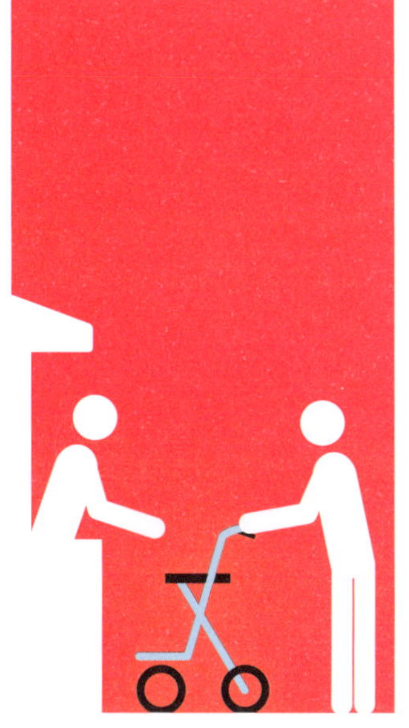

Abb. 1.17 *»Willkommen bei McDonald's. Ihre Bestellung bitte.«* Orientierungsschwierigkeiten in Zeit und Raum nehmen mit dem Fortschreiten der Krankheit weiter zu.

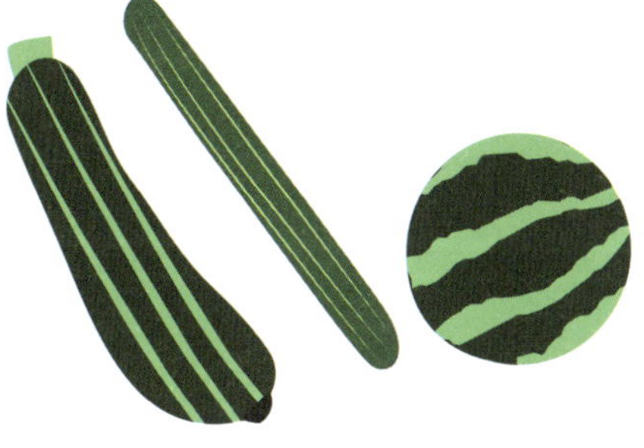

Abb. 1.14 *»Wie sieht noch mal eine Gurke aus?«*. Bei einer Demenz kommt es zu Wahrnehmungsstörungen. Im hektischen Supermarkt eine Gurke von anderen Gemüsen oder Früchten zu unterscheiden, kann zur Herausforderung werden.

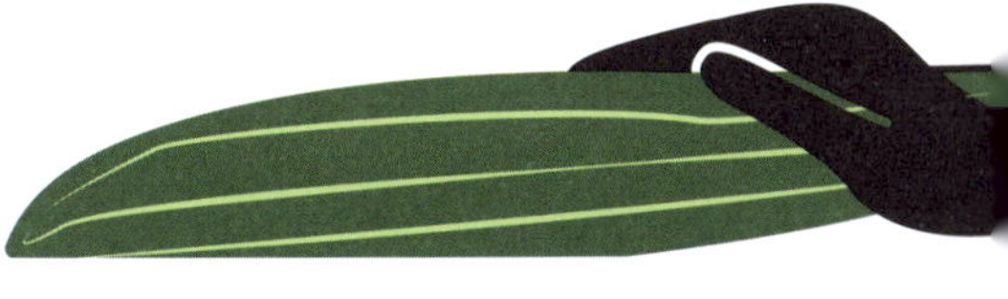

Abb.1.15 *»Wie macht man nochmal Gurkensalat?«*. Selbst die Erinnerung an das geliebte Rezept für »Omas Gurkensalat« kann bei einer Demenz dauerhaft verloren gehen.

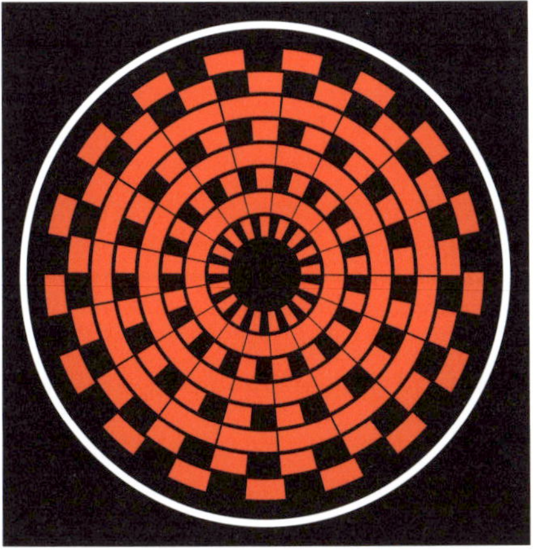

Abb. 1.16 *»Ich habe den Herd für den Gurkensalat schon mal angemacht«*. Bei einer Demenz können auch grundverschiedene Dinge und Abläufe miteinander verknüpft werden.

Spielautomat der Gedankenketten

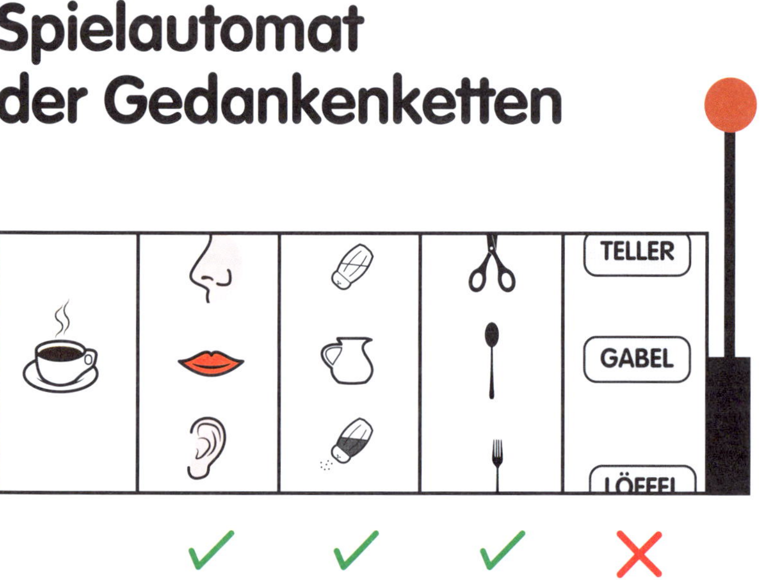

Abb. 1.19 Oftmals unterschätzen wir die Komplexität von selbst einfachen Gedanken- und Handlungsabläufen.

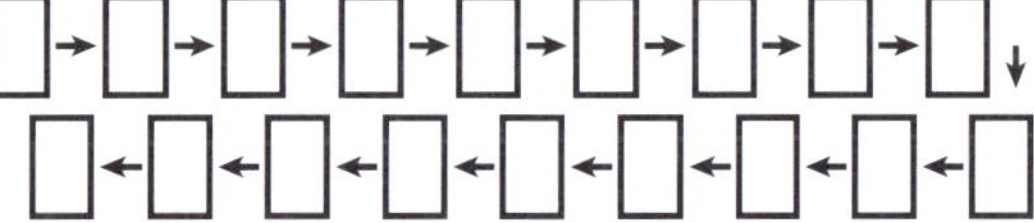

Abb. 1.20 In jeder Alltagssituation verknüpfen wir automatisch unzählige Gedanken und Handlungsabläufe.

Den meisten von uns ist gar nicht bewusst, wie viele Gedanken- und Handlungsabfolgen wir automatisch richtig miteinander verknüpfen (Abb. 1.19). Kommt es bei diesen unzähligen Verknüpfungen bei Menschen mit Demenz zu Fehlern, sehen wir ausschließlich die Fehler. Wir vergessen schnell, wie komplex selbst vermeintlich einfache Gedanken- und Handlungsabläufe sein können.

Stellen wir uns nun vor, wie viele Gedanken- und Handlungsketten wir tagtäglich verknüpfen müssen (Abb. 1.20). Kein Wunder, dass es dabei im Alter zu Schwierigkeiten kommen kann.

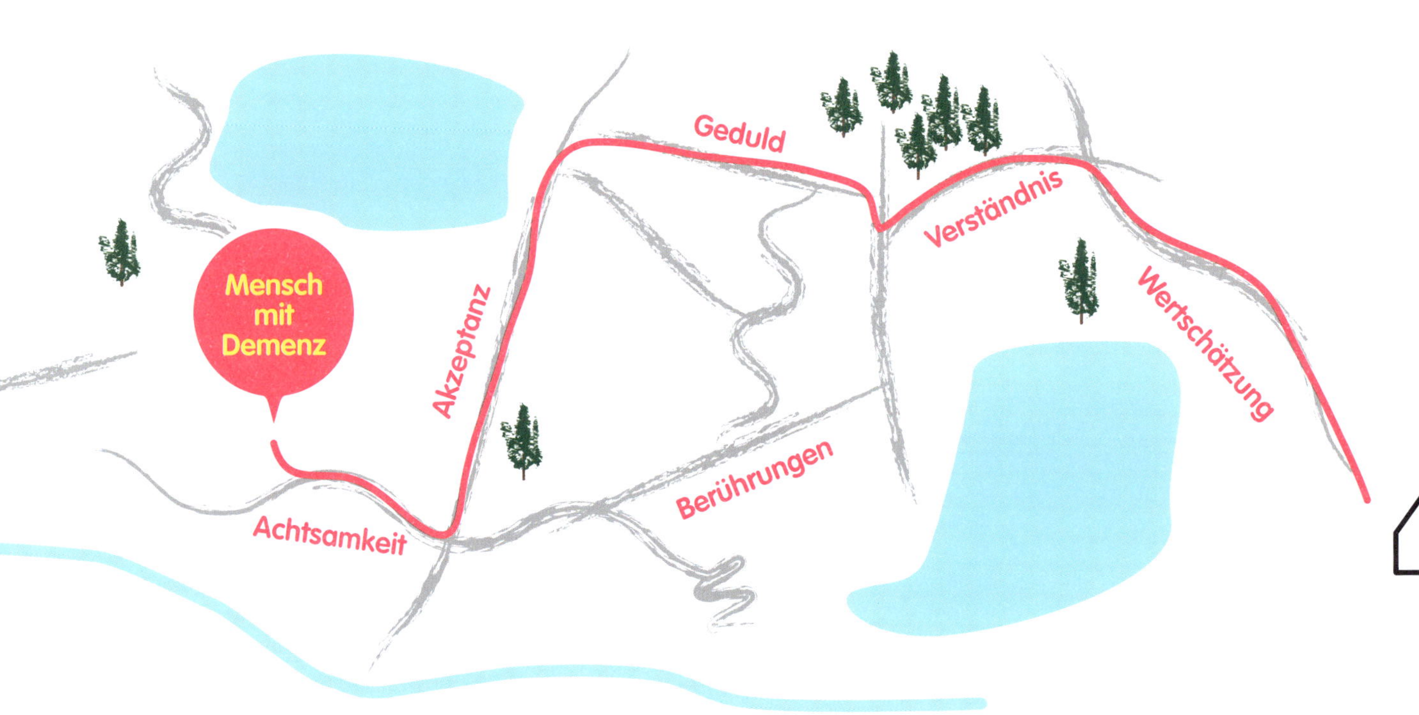

Abb. 2.1 Eine mögliche Route, wie wir Menschen mit Demenz begegnen können.

Abb. 2.2 Demenz ist eine fortschreitende Erkrankung.

Fährten lesen im Schnee

Wie wir lernen können, Menschen mit Demenz wieder neu zu begegnen

Demenz ist eine fortschreitende Erkrankung des Gehirns. Wenn wir den Begriff »fortschreitend« wörtlich betrachten, lässt sich in diesem Wort eine Symbolik erkennen. Nicht nur die Krankheit schreitet fort, sondern auch die Menschen. Durch den Abbau der kognitiven Fähigkeiten verlassen Menschen mit Demenz unsere Welt auf geistiger Ebene. Es wird immer schwieriger, ihnen zu begegnen. Viele Wege, die wir früher miteinander geteilt haben, sind nun für unser Gegenüber nicht mehr zu erreichen. Also müssen wir neue Wege erschließen. Hat das Sprachverständnis abgenommen, kann Musik eine wertvolle Zugangsmöglichkeit sein. Wir lernen, die Reaktionen unseres Gegenübers zu lesen wie Spuren im Schnee. Je mehr wir selber in Bewegung bleiben, desto mehr Wege finden wir, um Menschen mit Demenz zu erreichen (Abb. 2.1).

Die Biografiearbeit ist ein bekannter Weg, um Menschen mit Demenz zu begegnen. Manchmal konzentrieren wir uns jedoch so sehr auf einen einzigen Weg, dass wir ganz vergessen, dass wir zeitgleich weitere Routen wählen können. Ein schönes Beispiel für eine intensive Begegung hat mir meine Freundin erzählt. Ihre Oma ist an Demenz erkrankt. Als wir zu Besuch waren, entdeckte meine Freundin ein Buch mit alten kölschen Gedichten. Sie fing an, die Gedichte laut vorzulesen. Schnell wurde Oma Lotti hellhörig. Sie lachte und korrigierte freundlich, sobald ein kölsches Wort falsch ausgesprochen wurde. Dies ging eine ganze Weile so weiter. Später setzte sich meine Freundin nun zu ihrer Oma in den Sessel und begann sanft den Arm ihrer Oma zu streicheln. Dabei fingen sie an, kölsche Liedchen und Gedichte (»Verzällche«) gemeinsam aufzusagen. Strophe für Strophe genossen es die beiden, die Reime synchron und schließlich Arm in Arm aufzusagen. Durch diesen intensiven Moment zeigten die beiden mir, dass man durchaus mehrere Routen gleichzeitig wählen kann, ohne unser Gegenüber zu überfordern.

Nicht alle Wege müssen betreten werden

In manchen Momenten überraschen uns Menschen mit Demenz und wollen uns auf bisher unbekannten Wegen begegnen. Die Achtsamkeit, die wir anderen entgegenbringen, müssen wir auch für uns selbst haben.
Wenn uns beispielsweise ein Mensch mit Demenz stark enthemmt begegnet, haben wir das Recht »umzudrehen« und ihnen mitzuteilen, wie wir einander begegnen möchten. Wir beenden die Interaktion und kommen zu einem späteren Zeitpunkt wieder.

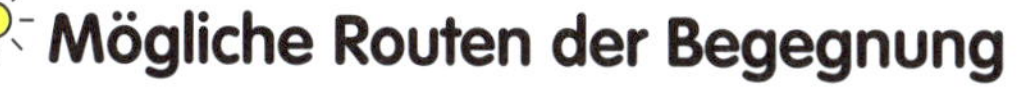

Mögliche Routen der Begegnung

- Wertschätzung
- Empathie
- Vertrauen
- Geduld
- Akzeptanz
- Achtsamkeit
- körperliche Nähe
- Humor
- gutes Essen
- Natur
- Tiere
- Erinnerungen

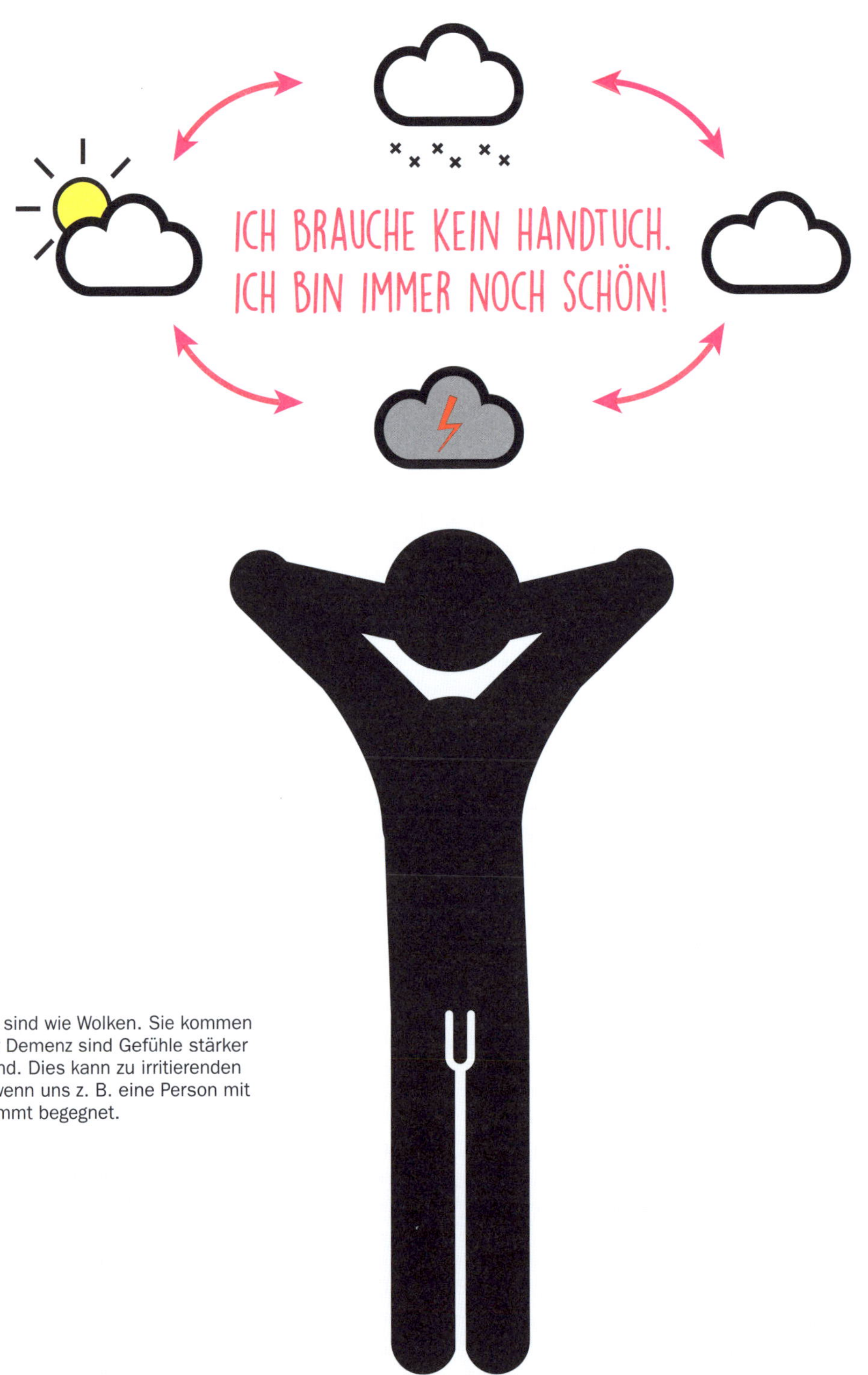

Abb. 3.1 Gefühle sind wie Wolken. Sie kommen und gehen. Bei einer Demenz sind Gefühle stärker handlungsbestimmend. Dies kann zu irritierenden Situationen führen, wenn uns z. B. eine Person mit Demenz stark enthemmt begegnet.

Den Kopf in den Wolken tragen

Menschen mit Demenz in ihren Gefühlen verstehen

Menschen mit Demenz drücken ungefiltert ihre Gefühle aus. Es gibt schöne Momente, wenn beispielsweise eine Frau mit Demenz lauthals und strahlend sämtliche Lieder im Radio mitsingt. Andere Momente können verstörend wirken, wenn der eigene Partner an Demenz erkrankt ist und nun in der Öffentlichkeit ständig Schimpfwörter gebraucht oder ein Bewohner einer Pflegeeinrichtung dem Personal stark enthemmt begegnet (Abb. 3.1).

Wie soll man in solchen Momenten reagieren? Selbstverständlich nehmen wir uns diese Momente zu Herzen. Das ist völlig menschlich. Allerdings kann es hilfreich sein, sich immer wieder bewusst zu machen, dass Gefühle kommen und gehen. Sie sind wie Wolken. Besonders intensiv erleben Menschen mit Demenz diese Gefühlszustände. Mit dem Fortschreiten der Demenz werden Gefühle zunehmend handlungsbestimmend. Bildlich gesprochen tragen Menschen mit Demenz ihren Kopf in den Wolken.

In diesen Momenten handeln sie aus ihrer »Gefühlswolke« heraus. Nicht sie selbst bestimmen ihr Handeln, sondern das erlebte Gefühl. Wenn wir das verstanden haben, können wir ihrem Verhalten mit mehr Akzeptanz begegnen.

Wirkt das Verhalten der betroffenen Person für uns stark irritierend, haben wir das Recht, den Raum zu verlassen und zu einem späteren Zeitpunkt wiederzukommen. Es passiert nicht selten, dass dann eine anderes Gefühl präsent ist, dass weniger »Überraschungen« für uns bereithält.

Akzeptanz

Mit Gefühlen ist es wie mit einer Kerzenflamme. Mal ist sie ganz klein und schüchtern, mal ruhig und beständig und manchmal lodert sie vor Energie. Es geht darum, all diese Formen zu akzeptieren und nicht zu bewerten. Jeder Zustand ist kostbar und zu schätzen, bevor die Flamme eines Tages erlischt.

Die Flamme kann auch ein Symbol für die eigene psychische Widerstandskraft sein. Es geht darum, die eigene Flamme am Leben zu halten. Dies gilt sowohl für Angehörige als auch für Menschen mit Demenz.

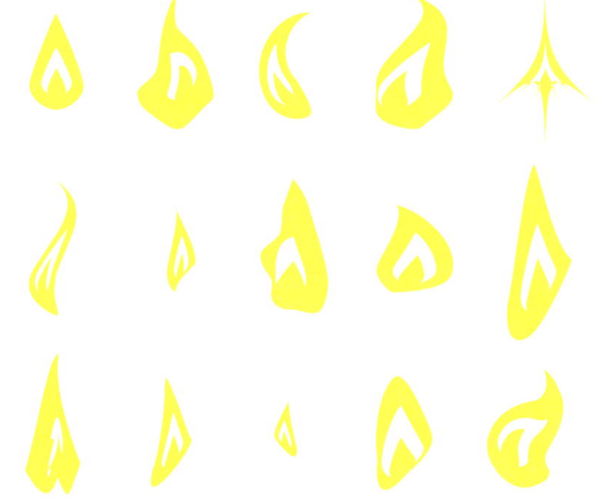

Abb. 3.2 Es gibt so viele Gefühlszustände wie Formen einer Kerzenflamme.

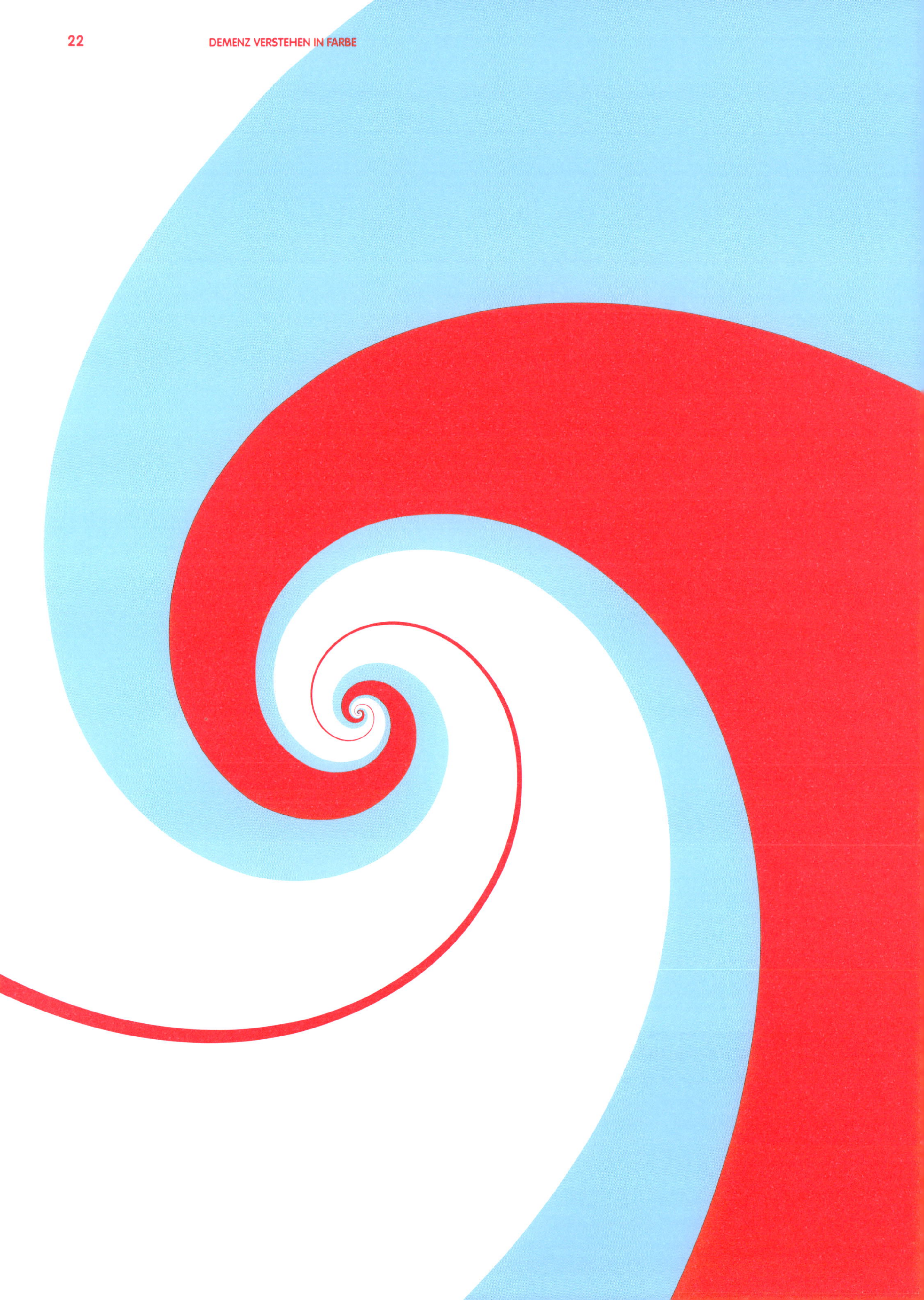

Weniger Wirbel um Menschen mit Demenz

Wrm wngr mehr ist …

Bei einer Demenzerkrankung kommt es zu Persönlichkeitsveränderungen. Mit der Veränderung der Persönlichkeit ändern sich auch die Werte der betroffenen Person. Manche wechseln ihren Kleidungsstil und tragen nun knallige und farbenfrohe Kleidungsstücke. Es können sich aber auch Werte ändern, die den Menschen grundlegend anders zeigen, als wir ihn kennengelernt haben. Mit diesen Veränderungen konfrontiert, müssen wir lernen, einer neuen Person zu begegnen.

Eine solche Begegnung erlebte ich auf einem 85. Geburtstag. Die an Demenz erkrankte Oma meiner Freundin feierte Geburtstag. Nach einem Restaurantbesuch ging es daheim weiter mit Kaffee und Kuchen. Zuhause angekommen, überraschten wir Oma Lotti in der Küche mit Geschenken. Innerhalb weniger Minuten standen so viele Blumensträuße auf dem Küchentisch, sodass auch ich den Überblick verlor. Oma Lotti war sichtlich überfordert und verlor für einen Moment den Faden. In ihrem Bestreben, sich bei allen Gästen ausgiebig zu bedanken, fing sie der Reihe nach an, jedem Gast die Hand zu schütteln. Sie hatte große Sorge, dabei jemanden zu vergessen. Verunsichert, bei wem sie sich schon bedankt hatte, fing sie immer wieder aufs Neue an, ihren Dank auszudrücken. »Habe ich mich schon bei Dir bedankt?« fragte sie und begann dann das Händeschütteln wieder von vorne.

Die Blumensträuße hätten Oma Lotti vor ihrer Erkrankung sehr gut gefallen. Viele Gäste hatten noch das Bild einer gesunden Frau in Erinnerung, die viel Trubel und Aufmerksamkeit genießt. Die demenziell veränderte Frau ist wesentlich ruhiger. Sie steht nicht mehr gerne im Mittelpunkt und sitzt am liebsten in ihrem Sessel im Wohnzimmer. Der Wirbel um sie war ihr zu viel.

Manchmal sind wir es, die bei einer Demenz in der Vergangenheit leben. Wir müssen lernen, den neuen demenziell veränderten Menschen im Jetzt zu sehen. Dabei müssen wir oftmals unsere eigenen Wertvorstellungen zurückstellen. »Zu runden Geburtstagen gibt man etwas mehr« war sicherlich ein gut gemeinter Gedanke, der die besonders großen Blumensträuße erklärt. Ein hilfreicher Gedanke, der Menschen mit Demenz auch in ihren Veränderungen abholt, lautet: »Was tut der Person aktuell gut?«

Meine Freundin und ich schenkten Oma Lotti ihre Lieblingsschokolade. Die Schokolade lag unauffällig und von den riesigen Blumensträußen bedeckt, auf dem Küchentisch. Als wir am nächsten Tag zu Besuch kamen, saßen wir mit Lotti im Wohnzimmer und beobachteten, wie sie immer wieder von der Schokolade genussvoll abbiss. Ihr freudiger Blick zeigte, wie gut wenig Wirbel um Menschen mit Demenz tun kann.

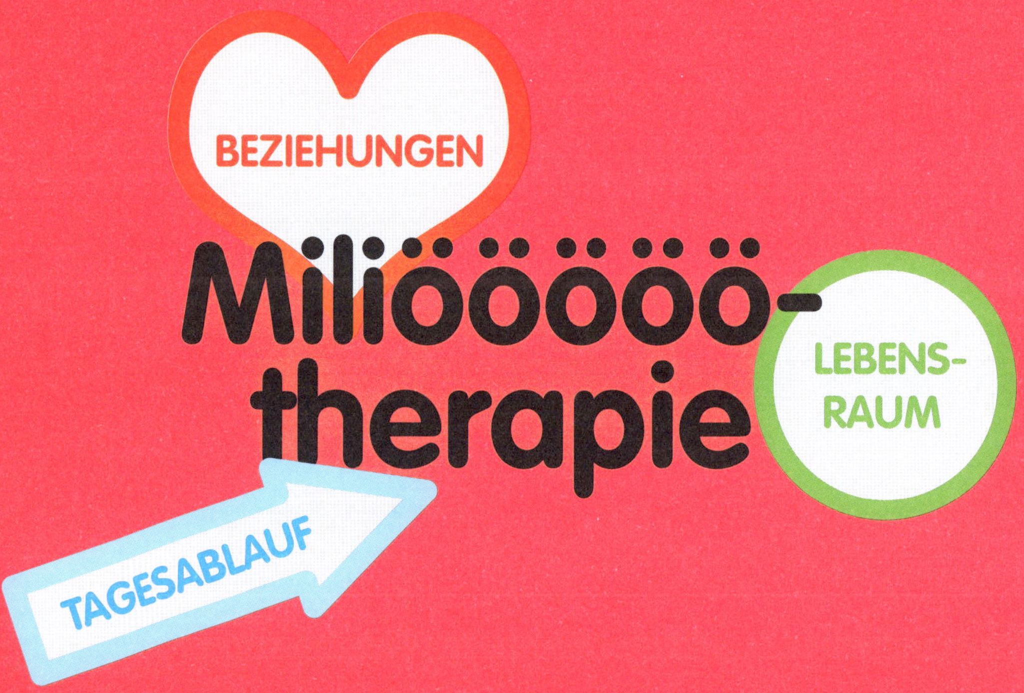

Abb. 5.1 Hinter dem etwas muffigen Begriff der Milieutherapie verstecken sich viele gute Ideen. Leider verstehen diesen Begriff nur wenige. Bei Laien weckt er oft sogar falsche Assoziationen.

Eine Brücke schlagen zwischen dem Schnee von gestern und der Welt von heute

Menschen mit Demenz im Gestern und Heute begegnen

Viel zu häufig glauben wir zu wissen, wie ältere Menschen ticken. Humor, Intimität und Erotik haben wir aus dem Alter verbannt. Aus unserer Sicht findet dies im Alter nicht mehr statt. Dabei sind ältere Menschen nicht anders als junge Menschen. Sie sind einfach nur älter. Moden ändern sich, Menschen auch, aber Wünsche, Sehnsüchte und Bedürfnisse bleiben bis ins hohe Alter gleich.

Lebensraumgestaltung von gestern

Auch bei der Lebensraumgestaltung glauben wir, die Wünsche älterer Menschen zu kennen. Unter dem Begriff der Milieutherapie bündeln sich zahlreiche Ansätze, die u. a. erläutern, wie die Lebensraumgestaltung von Menschen mit Demenz auszusehen hat. Der Begriff ist sehr unterschiedlich verwendet und vielseitig gedeutet worden. Als Außenstehender findet man zunächst kaum einen Zugang zu diesem sperrigen Begriff. Im Buch »LEBEN statt therapeutischer Akrobatik« von Swen Staack und Jochen Gust beschreiben die Autoren das Milieu als ein Zusammenspiel von »Lebensraum«, »Tagesablauf« und den zwischenmenschlichen »Beziehungen« der pflegebedürftigen Menschen. Die Milieutherapie erläutert das Zusammenspiel dieser drei Aspekte.

Besonders bei der Milieugestaltung, also bei der Gestaltung des Lebensraums, wird das »Gestern« oftmals überbetont. Wir müssen darauf achten, dass wir der Vergangenheit nicht zuviel Gewicht geben. Letztlich sind wir es, die sich gedanklich ständig in der Vergangenheit oder in der Zukunft befinden. Menschen mit Demenz haben einen viel besseren Zugang zum Moment und zur Gegenwart. Der Unterschied ist, dass die Vergangenheit für sie oftmals zur Gegenwart wird. Trotz der Lebendigkeit ihrer Vergangenheit, sind sie im Jetzt erreichbar. Daher müssen wir bei der Lebensraumgestaltung auch die Sinne im Jetzt ansprechen. Und genau das wird bei der Milieugestaltung oft vernachlässigt.

Unter diesem Blickwinkel ist ein alter Ofen, ein alter Schrank oder eine alte Nähmaschine im Flur weniger anregend, als viele bisher glaubten. Diese Objekte können durchaus Erinnerungen wecken. Oftmals werden diese nostalgischen Objekte jedoch so platziert, dass selbst Besucher sich wundern, ob man sich in einem Museum oder in einer Pflegeeinrichtung befindet. Die meisten Objekte dürfen nicht benutzt werden. Beim Betrachten einer alten Nähmaschine, juckt es jedoch jemand, der früher gerne genäht hat, in den Fingern. Die Raumgestaltung spricht dagegen eindeutig: »Nur gucken, nicht anfassen«. Eine durchdachte Raumgestaltung hingegen verbindet gestern und heute und erlaubt, neben dem Betrachten, auch das Gebrauchen und Erleben der nostalgischen Objekte. Es ist ein Unterschied, ob ausschließlich ein »Milieu« kreiiert wird, also eine atmosphärische Umgebung, oder ob darüber hinaus ein Lebensraum geschaffen wird, in dem mit allen Sinnen erlebt und gelebt werden darf.

Kommunikation von gestern

Auch in der Kommunikation mit älteren Menschen betonen wir oftmals das Gestern zu stark und lassen wenig Platz für das Heute. Aus Respekt sind wir in Gesprächen höflicher und zurückhaltender als mit Gleichaltrigen. Mein eigenes angepasstes Verhalten im Umgang mit älteren Menschen fiel mir das erste Mal auf, als ich zum wiederholten Male eine Bewohnerin in einer Pflegeeinrichtung traf. Ich begrüßte sie mit einem höflich gemeinten »Guten Tag«, während sie mir mit Kaffeetasse in der Hand, lachend mit »Prost« antwortete. Sofort merkte ich, dass ich mit dieser Bewohnerin und ihrer lustigen Art viel gemeinsam hatte. Das hatte mich sehr überrascht. Bisher hatte ich unbewusst ältere Menschen auf Abstand gehalten. Mein Bild von ihnen war gleich. Genauso klar war mein Umgang mit ihnen: Höflich grüßen und respektvoll auf Abstand gehen. Ich bin froh, gelernt zu haben, älteren Menschen und Menschen mit Demenz unvoreingenommen zu begegnen.

Aus Respekt vor dem Alter, aus Respekt vor dem Gestern, vergessen wir in unserer Höflichkeit, dem Mensch auch im Heute zu begegnen. Da wir mit älteren Menschen anders sprechen als mit Gleichaltrigen, geben wir ihnen überhaupt keine Chance mehr, sich mit aktuellen Themen auseinanderzusetzen. Im Umkehrschluss können wir sie mit einer offenen Kommunikation anregen, sich mit aktuellen Themen auseinanderzusetzen.

Mittlerweile gibt es viele Museumsführungen für Menschen mit Demenz. Auch die Museumsführer betonen im Umgang mit ihnen das Gestern viel zu stark. Oftmals wird zu wenig über die Farben und Techniken erzählt, oder über die Gefühle und Themen gesprochen, die die Ausstellungsstücke auslösen. Stattdessen kommen die Begleitpersonen immer wieder auf die Vergangenheit der demenzbetroffenen Besucher zu sprechen. Zeigt ein Bild beispielsweise einen Mann bei der Arbeit, wird der Fokus sofort auf die Vergangenheit der Besucher gelenkt. »Was haben Sie denn früher gearbeitet?«. Besonders bei Kunstführungen gibt es für Menschen mit Demenz endlich wieder etwas im Jetzt zu erleben. Um über ihre eigene Vergangenheit zu sprechen, müssen sie nicht ins Museum gehen. Fragen zum Jetzt: »Was fühlen Sie, wenn Sie dieses Bild sehen?« oder eine anschließende Malstunde nach der Ausstellung bieten den dementen Besuchern viel mehr.

Mit diesen Hinweisen können wir älteren Menschen wieder mehr im Heute begegnen. Gemeinsam können wir von dort aus, in geeigneten Momenten, eine Brücke schlagen, die gestern und heute verbindet.

Abb. 5.2 Eine Verbindung zwischen gestern und heute zu schaffen, kann in manchen Momenten zum Drahtseilakt werden.

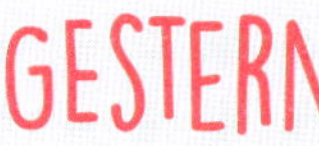

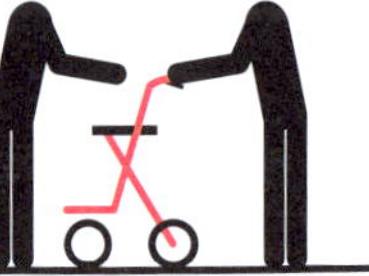

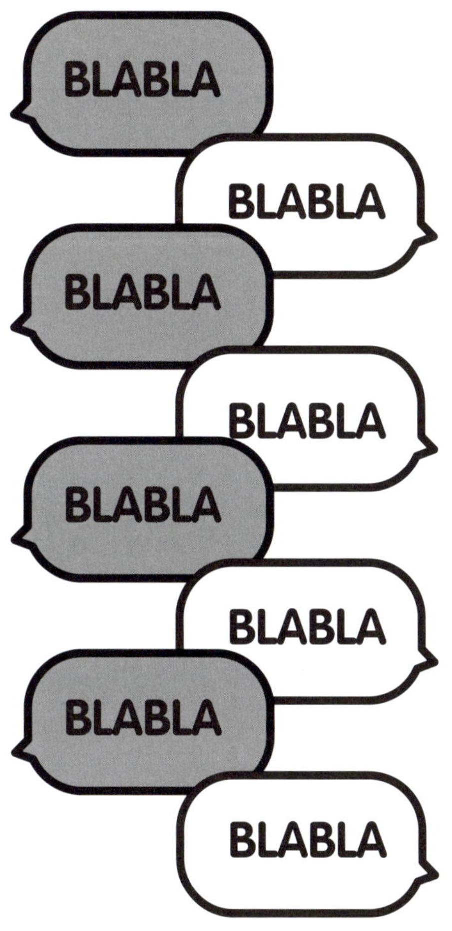

Abb. 5.3 Manchmal sind die Diskussionen über die korrekten Begrifflichkeiten im Umgang mit Menschen mit Demenz etwas zu ausführlich.

Wie reden wir über Demenz?

Das Wort der Milieutherapie hat mich auf eine grundsätzliche Frage gebracht: Wie reden wir über Demenz?

Es gibt viele Beispiele, die zeigen, wie wir mit unserer Sprache eine Haltung zu einem Thema einnehmen. Eine Zeit lang sprachen viele ausschließlich von Demenzkranken. Dies führte zu einer Stigmatisierung. Die Krankheit stand im Mittelpunkt und der Mensch kam nicht mehr vor. Als uns dies bewusst wurde, wurde ein sofortiger Umschwung gefordert. In diesem Zusammenhang ist der Begriff einer »demenziellen Veränderung« entstanden. Der Begriff ist sicherlich gut gemeint. Begriffe ändern sich, Demenz jedoch bleibt eine Krankheit. Eine Veränderung suggeriert eine bewusste Entscheidung. Als ob ein Arzt uns fragt: »Möchten Sie in Zukunft mit einer demenziellen Veränderung leben, oder doch lieber der Alte bleiben?«. Noch schärfer formuliert: Eine demenzielle Veränderung klingt so nebensächlich, als könnte es ein Dialog aus einem Frisörsalon sein. »Dürfte es heute noch eine demenzielle Veränderung für Sie sein?«. Das heißt, auch dieser gut gemeinte Begriff kann kritisch hinterfragt werden, da das Wort »Veränderung« als Verharmlosung des Krankheitsbildes gedeutet werden kann. Ich möchte an dieser Stelle jedoch niemanden für die Verwendung dieser Begrifflichkeit kritisieren, denn sie kommt aus einem wertschätzenden Kontext.

Durch die endlosen Diskussionen über Bezeichnungen verlieren wir erneut den Blick für den Menschen. Wir reden mehr über die Bezeichnung als über den Menschen. Letztlich sollte uns alle vereinen, dass wir den Menschen mit Demenz liebevoll und wertschätzend betrachten.

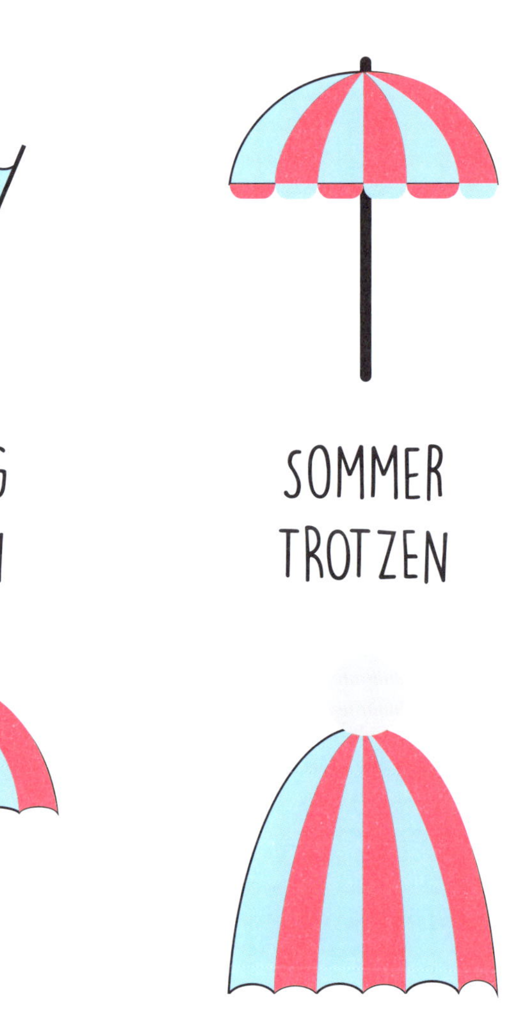

Abb. 6.1 Heute kann es regnen, stürmen oder schneien …

Wind und Wetter trotzen

Wie wir lernen können, Menschen mit Demenz wieder mehr Freiräume zu geben

Als Angehörige stellen wir uns gemeinsam mit unseren pflegebedürftigen Eltern und Großeltern den seelischen, körperlichen, ethischen, juristischen und finanziellen Herausforderungen des Altwerdens. Entsprechend wird unser Blick auf das Alter oftmals ernst und starr. Die angenehmen und schönen Seiten im Alter scheinen wir vor lauter Problemen und Fragestellungen kaum noch wahrnehmen zu können. Auch als Pflegepersonal bleibt vor lauter Bürokratie und der täglichen Auseinandersetzung mit den Problemen des Alters nur begrenzt Zeit für gemeinsame schöne Stunden. Humor und Leichtigkeit scheinen manchmal meilenweit vom Altsein entfernt zu sein. Die große Angst vor dem Altwerden lässt unsere Kreativität ganz klein werden.

Diese ängstliche Sichtweise auf das Alter drückt sich in vielen Fällen in unserer Lebensgestaltung für ältere Menschen aus. Sturzsensoren, eine Herdüberwachung mit Alarmfunktion oder Personen-Ortungsysteme sind wertvolle technische Errungenschaften, doch sollten wir uns darüber im Klaren sein, dass ein lebenswertes Altern mehr ist als ein Vermeiden von Unfällen. In der Regel geben technische Lösungen nicht den Betroffenen ein Gefühl von Sicherheit, sondern den Angehörigen.

Oftmals sind wir so sehr in den Dingen gefangen, die es für unsere betroffenen Familienmitglieder zu regeln und erledigen gilt, dass kaum noch Zeit bleibt, das Leben aktiv zu gestalten. Unsere Gesellschaft ist so sehr damit beschäftigt, Leben zu verlängern, dass wir fast vergessen haben, was unser Leben überhaupt lebenswert macht.

Wir sollten ein Leben mit Demenz immer realistisch einschätzen, doch dabei nicht die Zuversicht verlieren, dass wir das Leben auch bei Wind und Wetter bewältigen können. Es gibt viel mehr Beschäftigungsmöglichkeiten für Menschen mit Demenz als wir anbieten. Es gibt viel mehr Ideen als wir Mut haben, auszuprobieren. Wir können Betroffenen mit Mut und Gestaltungswillen begegnen und damit wichtige Grundsteine für ein lebenswertes Altern mit Demenz legen. Bei einem Sturm ziehen wir uns feste Windjacken an, im Sommer leichte Leinenhosen. Nicht das »Wetter« hält uns zurück, sondern unsere Angst – und genau dieser Angst können wir mit Akzeptanz und Zuversicht trotzen lernen.

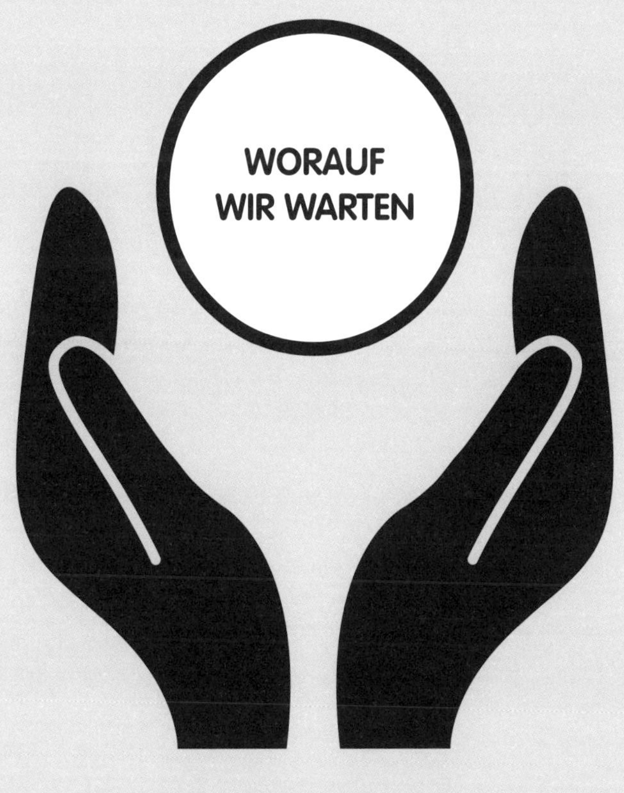
WORAUF
WIR WARTEN

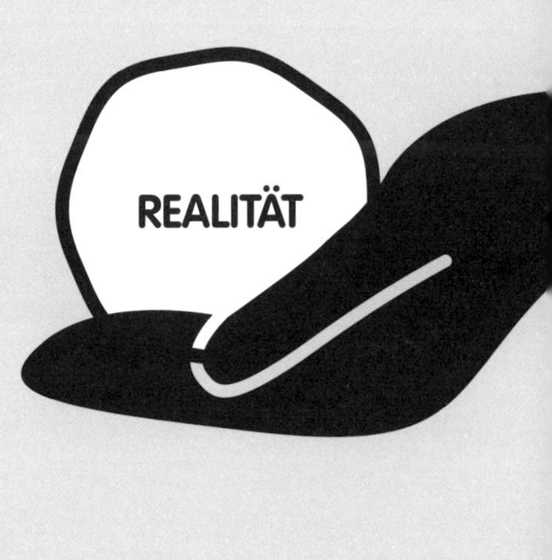
REALITÄT

Das Leben mit Demenz ist wie ein Schneeball. Perfekt wird es nie. Es geht darum, jeden Tag mit all seinen Unebenheiten zu akzeptieren und das Beste und Schönste draus zu machen.

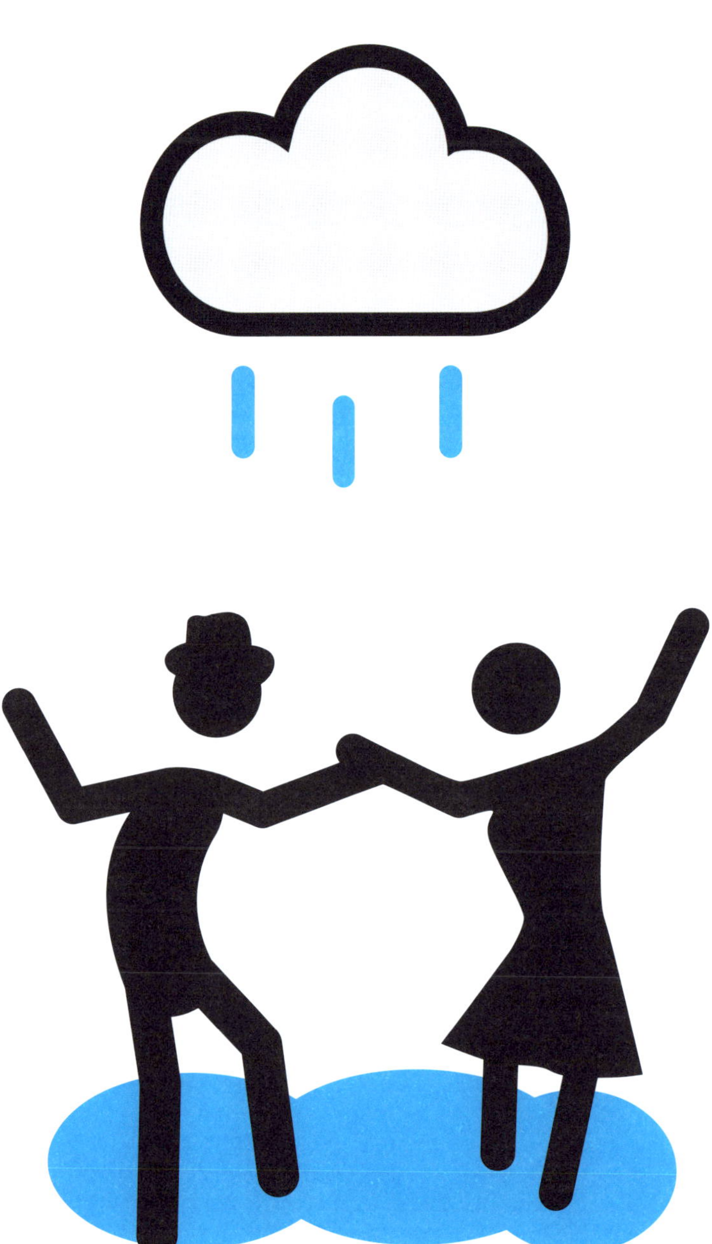

Abb. 7.1 Menschen mit Demenz muss man auch mal im Regen stehen lassen, wenn es sie glücklich macht.

Menschen mit Demenz auch mal im Regen stehen lassen

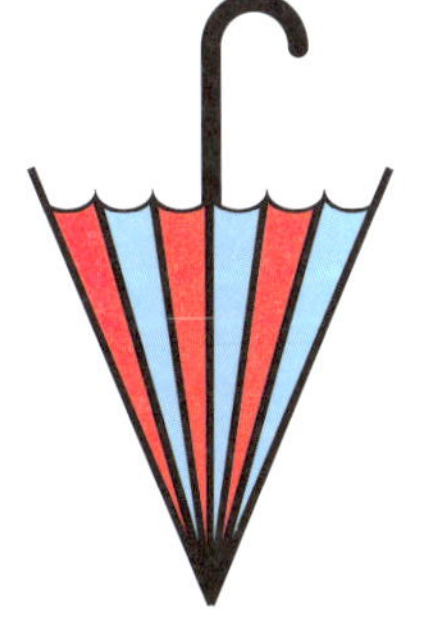

Ungewöhnliche Lösungsansätze von Menschen mit Demenz schätzen lernen

In der Kirche faltet man die Hände, statt Däumchen zu drehen. Bei Regen nimmt man einen Schirm, statt von Pfütze zu Pfütze zu springen. Kuchen isst man mit der Gabel und Plätzchen ohne. Im Laufe der Zeit haben sich einige unausgesprochene Verhaltensregeln in unserem Leben manifestiert. Da das Verhalten von Menschen mit Demenz verstärkt von Gefühlen geleitet wird, ändert sich auch die Bedeutung von früher beachteten Regeln. Menschen mit Demenz können ihr eigenes Verhalten nur noch begrenzt reflektieren. Sie machen nun mehr Dinge, die sich gut anfühlen oder die ihnen in den Sinn kommen, ohne dabei über ihr Verhalten oder dessen Folgen nachzudenken. Auch ihre Hemmungen können im Krankheitsverlauf einer Demenz verloren gehen. Dies kann in manchen Momenten zu starken Irritationen führen, wenn z. B. eine früher sehr wohlerzogene Person nun scheinbar jegliche Tischmaninieren verloren hat.

Voll Banane

In anderen Momenten wirken sich die Verhaltens- und Persönlichkeitsveränderungen von Menschen mit Demenz weniger drastisch aus. Sie fallen lediglich dadurch auf, dass ihre Handlungsweisen nicht immer den gesellschaftlichen Normen entsprechen. Stattdessen wird öfter intuitiv gehandelt. Während einer Projektrealisierung in einer Pflegeeinrichtung beobachtete ich eine ältere Frau mit Demenz, die zwei »noch ältere« Bananen mit sich trug. Das Pflegepersonal hätte die Bananen vermutlich weggeworfen und dabei die Bewohnerin ermahnt, dass die Bananen zu alt zum Essen seien und sie durch das ständige Herumtragen der alten Bananen eventuell die Einrichtung beschmutzen könne. Da ich mit dem Aufbau meines Projektes beschäftigt war und die Frau nicht den Eindruck erweckte, als würde sie die Bananen noch essen wollen, richtete ich meine Aufmerksamkeit wieder auf die Fertigstellung meiner Arbeit. Ich verlor die Bewohnerin samt ihrer Bananen wieder aus den Augen.

Nach einigen Stunden beendete ich meine Arbeit. Beim Verlassen der Einrichtung entdeckte ich nun die Bananen wieder. Sie ruhten feinsäuberlich und perfekt angeordnet jeweils auf einer Türklinke, die in Form und Größe exakt der entsprechenden Banane glich. Diese eindeutige Platzierung der Bananen auf den gleich großen und gleich geformten Türklinken wirkte wie ein Kunststatement. Die Bewohnerin hatte mit ihrer intuitiven Art zwei Dinge miteinander verknüpft, die im ersten Moment auf unserer logischen Ebene nicht zusammen passen. Doch auf der Ebene des Bauchgefühls passten Klinke und Banane wie angegossen zusammen. In einem anderen Kontext hätte man diese ungewöhnliche Kombination als künstlerische Arbeit ansehen können.

Dieses Beispiel zeigte mir, dass Menschen mit Demenz, oftmals Dinge miteinander verknüpfen, auf deren Zusammenführung wir niemals gekommen. Auf ähnliche Weise arbeiten kreative Menschen. Sie kombinieren Dinge oder Aspekte, die scheinbar nicht zusammenpassen und erschaffen dadurch neue, eigenständige Werke.

Solange die ungewöhnlichen Lösungsansätze von Menschen mit Demenz niemandem schaden, sollten wir ihre Ideen akzeptieren, selbst wenn wir diese nicht immer nachvollziehen können. Ein sehr einfaches Beispiel ist der Verzicht auf Messer und Gabel. Wenn das Essen mit Besteck schwerfällt, wieso sollte man dann nicht einfach mit den Fingern essen? Menschen mit Demenz denken darüber gar nicht lange nach und machen es einfach. Gut so.

Lediglich bei Dingen, die falsch miteinander verknüpft werden, müssen wir eingreifen. Einen Wasserkocher auf einer Herdplatte zu erhitzen, sieht auf einer nicht logischen Ebene richtig aus. Herdplatte und Wasserkocher haben in der Regel einen ähnlichen Durchmesser und eine runde Form. Außerdem kann man Wasser auf einer Herdplatte erhitzen. Dass bei dieser Kombination nicht nur das Wasser, sondern auch das Gehäuse des Wasserkochers erhitzt wird, darauf kommen Menschen in fortgeschrittenen Stadien einer Demenz nicht mehr. Wenn allerdings ein Apfel in einem Eierbecher serviert wird oder die neuen Sandalen überhaupt nicht zum restlichen Outfit passen, müssen wir nicht eingreifen, verbessern und korrigieren, sondern können diese ungewöhnliche Kombination für sich stehen lassen.

Die Bewohnerin mit den Bananen war für einige Stunden voller Hingabe und Leidenschaft damit beschäftigt, ein geeignetes Pendant für ihre Bananen zu finden. Warum sollten wir sie davon abhalten, kreativ und glücklich zu sein? Manchmal müssen wir demenzbetroffenen Personen ihre ganz eigenen Lösungen leben lassen. Das kann auch bedeuten, dass wir Menschen mit Demenz auch mal im Regen stehen lassen, wenn es sie glücklich macht.

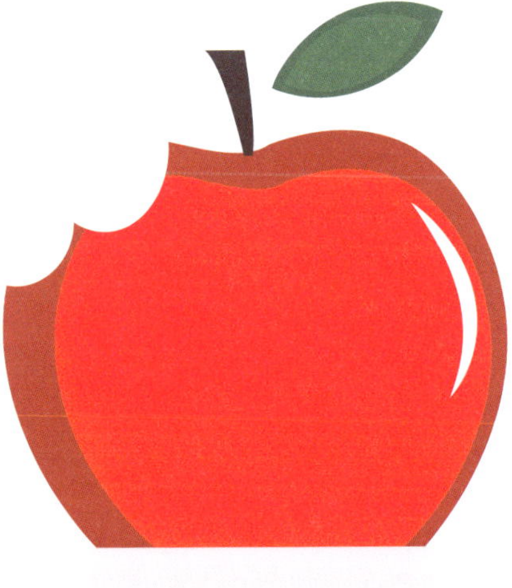

Anhang